血液系统病例经验与启示

刘　辉　王景文　主编

科学出版社

北京

内 容 简 介

本书由临床一线医生提供的真实病例荟萃而成，共包含 35 个病例，分为经验分享、病例启示和新技术新疗法三部分。每个病例均由病例介绍、临床诊治经过、诊疗体会和专家点评四部分组成，体现了诊治过程中的临床思维和治疗原则、新技术新方法，讨论病例的相关知识点及诊治过程中的经验和教训。

本书可供血液科医师、研究生参考。

图书在版编目（CIP）数据

血液系统病例经验与启示 / 刘辉，王景文主编. —北京：科学出版社，2018.2

　ISBN　978-7-03-056576-1

　Ⅰ. ①血⋯　Ⅱ. ①刘⋯ ②王⋯　Ⅲ. ①血液病-诊疗　Ⅳ. ①R552

中国版本图书馆 CIP 数据核字（2018）第 030116 号

责任编辑：沈红芬 / 责任校对：张小霞
责任印制：肖　兴 / 封面设计：黄华斌

科 学 出 版 社出版

北京东黄城根北街 16 号
邮政编码：100717
http://www.sciencep.com

三河市骏杰印刷有限公司印刷

科学出版社发行　各地新华书店经销

*

2018 年 2 月第　一　版　开本：720×1000　1/16
2018 年 2 月第一次印刷　印张：10 1/4
字数：200 000

定价：48.00 元
（如有印刷质量问题，我社负责调换）

《血液系统病例经验与启示》
编写人员

主　　编　刘　辉　北京医院

　　　　　王景文　首都医科大学附属北京同仁医院

副 主 编　张　薇　北京协和医院

　　　　　景红梅　北京大学第三医院

编　　者　（按姓氏汉语拼音排序）

　　　　　白洁菲　北京医院

　　　　　包　芳　北京大学第三医院

　　　　　蔡华聪　北京协和医院

　　　　　曹欣欣　北京协和医院

　　　　　陈　苗　北京协和医院

　　　　　丛　佳　首都医科大学附属北京同仁医院

　　　　　冯　俊　北京协和医院

　　　　　冯　茹　北京医院

　　　　　韩　潇　北京协和医院

　　　　　胡　凯　北京大学第三医院

　　　　　李江涛　北京医院

　　　　　李其辉　北京大学第三医院

　　　　　田　磊　北京大学第三医院

　　　　　田　园　北京医院

　　　　　王　婷　北京医院

　　　　　王海飞　北京医院

　　　　　魏立强　首都医科大学附属北京同仁医院

　　　　　杨　磊　首都医科大学附属北京同仁医院

杨　萍　北京大学第三医院

叶　进　首都医科大学附属北京同仁医院

张　乐　首都医科大学附属北京同仁医院

张春丽　北京医院

张野坪　北京医院

周合冰　首都医科大学附属北京潞河医院

点评专家　周道斌　北京协和医院

王景文　首都医科大学附属北京同仁医院

前　言

　　病例分析之于医学研究至为重要。就方法论而言，"病例"展示的是不同个体所患疾病的"特殊性"，但就在这种"特殊性"中，又蕴含着医学诊疗的"一般性"规律。本书旨在与同行交流每一个病例的诊疗经过，"共享"诊治过程中的"经验与启示"。

　　由此，本书精选荟萃临床真实病例，按照病例介绍、临床诊治经过、诊疗体会和专家点评四部分编著而成，病例选择兼具特殊性和普遍性，再遵循诊治指南和具体情况做出明确诊断，并给出治疗方案，最后根据结果做出反思。本书信息丰富，既有极易误诊误治、起到警示作用的病例，也有成功诊治经验的分享，更不乏新药新技术的应用。读者可以从中获得极好的借鉴以丰富有限的经历，从而提高自身的诊治水平及临床思辨能力。

　　毋庸讳言，完成这一工作需要每一位参与人员贡献他们的智慧和积累，还需要扎实的基础知识、紧跟学科前沿的专业理论，更需要丰富的临床经验和对新技术、新手段的深刻把握。如何将书本知识灵活地应用到实践中造福患者，是每位医生终身面临的挑战。

　　在此，由衷感谢参与本书编写的各位医生，正是因为你们一如既往的辛勤付出，本书才得以顺利出版。鉴于医学是一门不断发展与更新的实践科学，即使编者对病例进行反复筛选及审议，书中也难免有疏漏之处，愿广大读者不吝赐教，以便修正与完善。

刘　辉　王景文

2018 年立春

目　录

1　经验分享

2　病　例　启　示

3　新技术 新疗法

1 经验分享

1.1 呼吸深大的罪魁祸首

弥漫大 B 细胞淋巴瘤合并乳酸酸中毒的诊治体会

一、病例介绍

患者女性，40 岁。主因"发热、气促 1 个月"入院。患者 2016 年 6 月无诱因出现发热，体温最高 39.9℃，伴气促，无咳嗽、咳痰、咯血、胸痛。查体：血压 120/70mmHg，HR 100 次/分，RR 20 次/分，浅表淋巴结未及肿大，双肺呼吸音清，脾大，肋下三横指。血常规：WBC 7.63×10^9/L，NEUT 4.73×10^9/L，Hb 103g/L，MCV 正常，PLT 76×10^9/L；肝肾功能：白蛋白（ALB）29g/L，乳酸脱氢酶（LDH）2356U/L，转氨酶正常，肌酐（SCr）78μmol/L，二氧化碳结合力 16.3mmol/L，尿酸 400μmol/L，葡萄糖（Glu）6.8mmol/L。血气分析：pH 7.426，$PaCO_2$ 33.7mmHg，PaO_2 93.9mmHg，碳酸氢根浓度（HCO_3^-）21.8mmol/L，乳酸（cLac）5.0mmol/L，阴离子间隙（AG）8.1mmol/L。胸部、腹部、盆腔增强 CT：肝脾大。PET-CT：全身骨髓代谢增高；脾大，代谢增高。血涂片：可见异常淋巴细胞。骨髓涂片：淋巴瘤细胞 7.5%，胞体大小不等，核椭圆，染色质细致、深紫红色，核膜厚，部分细胞可见核仁，胞质丰富、呈灰蓝色，可见拖尾现象，部分细胞质见空泡。骨髓活检：造血组织中可见异型淋巴样细胞弥漫浸润，结合免疫组化，考虑弥漫大 B 细胞淋巴瘤，生发中心来源（DLBCL，GCB 型）。免疫组化结果显示：AE1/AE3（-），CD138（散在+），CD15（部分+），CD20（弥漫+），CD235a（部分+），CD3（散在+），CD38（散在+），MPO（散在+），Bcl-6（+），CD10（散在+），CD23（散在+），CD5（散在+），cyclin D1（-），Mum-1（-），Ki-67（指数约 60%）。骨髓免疫分型：B 细胞占淋巴细胞的 29%，表达胞质 kappa、HLA-DR、CD19、CD22、CD20、FMC7，部分表达 CD11C、CD25，免疫表型为异常 B 淋巴细胞，符合弥漫大 B 细胞淋巴瘤。

患者诊断为弥漫大 B 细胞淋巴瘤后转入血液科病房，转入后患者仍有气促症状，呼吸频率快、呼吸深大，结合患者二氧化碳结合力低、乳酸水平升高，高度怀疑患者合并酸中毒，立即复查血气分析：pH 7.306，$PaCO_2$ 25.9mmHg，PaO_2 69.6，HCO_3^- 12mmol/L，cLac 16mmol/L，Glu 10.9mmol/L，Na^+ 131mmol/L，Cl^- 102mmol/L，AG 17mmol/L；乳酸水平较入院时明显升高，而患者血压、尿量、皮温、神志均正常，无肝功能及肾功能异常，也无糖尿病或使用双胍类药物，故考虑诊断弥漫大 B 细胞淋巴瘤合并 B 型乳酸酸中毒（lactic acidosis，LA）。

二、临床诊治经过

原发病治疗：考虑骨髓受累、瘤负荷大、LDH 水平高，溶瘤综合征风险大，第 10 天（d10）转入血液科后予泼尼松 60mg qd 预化疗，同时予大量水化、碱化、利尿治疗，保证每日尿量 $3L/m^2$。患者呼吸急促无改善，监测示血乳酸及血 BUN 水平呈进行性升高（表 1.1.1）；d12 患者呼吸费力加重，血氧饱和度下降，予气管插管及呼吸机辅助呼吸，同时加用床旁持续静脉血滤（continuous veno-venous hemofiltration，CVVH），转入内科重症监护病房（MICU）进一步支持治疗。d12 开始第 1 个程 R-CHOP 方案化疗（利妥昔单抗 $375mg/m^2$ d1，环磷酰胺 $500mg/m^2$ d2，表柔比星 $75mg/m^2$ d2，长春地辛 4mg d2，泼尼松 100mg d2～d6）。

乳酸酸中毒方面：患者尿量正常，再次复查肝功能、肌酐、血糖水平，提示变化不大，尿素（BUN）水平升高。d10 预化疗期间予静脉 5%碳酸氢钠溶液 125ml tid 碱化尿液治疗，d12～d14 期间予 CVVH 替代治疗；根据血气分析结果调整碱化。

表 1.1.1　患者住院期间血气分析、乳酸、肾功能变化

指标	时间								
	d1	d5	d10	d12	d14	d16	d20	d25	d32
pH	7.426	7.434	7.306	7.246	7.348	7.35	7.36	7.41	7.42
HCO_3^- (mmol/L)	21.8	23.4	12	23.4	22	23	25	25	25
AG (mmol/L)	8.1	6.1	17	18.1	18	17	14	13	13
Lac (mmol/L)	5.0	5.2	16	16	10	9.1	6.8	4.0	1.5
Glu (mmol/L)	6.8	7.2	10.1	6.6	8.1	9.1	11.4	8.3	8.1
SCr (μmol/L)	62	72	60	67	72	67	72	68	63
BUN (mmol/L)	8.33	8.34	13.19	15.95	8.9	10	8.3	8.9	8.6

经过 CVVH 支持及 R-CHOP 方案化疗，患者乳酸水平于化疗后第 5 天（d16）下降，呼吸情况改善，予拔除气管插管、停用 CVVH，呼吸急促情况明显改善，转回普通病房；化疗后第 21 天（d32）复查血气分析，提示大致正常。患者临床

分期 Ann Arbor 分期为 IV 期 B，IPI 评分为 4 分，年龄校正的 IPI 评分为 3 分，为高危患者；拟 4 个疗程 R-CHOP 化疗后评估，8 个疗程化疗后行自体造血干细胞移植，目前正在继续化疗中。

三、诊疗体会

本例患者第一个诊治难点在于乳酸酸中毒。乳酸是机体无氧酵解的终产物，在体内约 90%经肝脏代谢异生为葡萄糖，约 10%经肾脏代谢。血清乳酸超过 5mmol/L，同时血 pH<7.35、HCO_3^-<18mmol/L 时被称为乳酸酸中毒；但此三项指标不一定同时存在，其中最重要的指标是乳酸水平升高。乳酸酸中毒分为两型：A 型，与组织缺氧及灌注不足相关，即休克相关；B 型，与非组织缺氧或灌注损伤相关。B 型乳酸酸中毒常见的原因包括糖尿病、肝衰竭、肾衰竭、HIV 感染、恶性肿瘤、药物（如异烟肼、抗病毒药物、双胍类等）和酒精，以及丙酮酸代谢异常性疾病等。在恶性肿瘤中，继发乳酸酸中毒是非常罕见的；但反过来，在继发乳酸酸中毒的恶性肿瘤中，血液肿瘤占 87%，其中淋巴瘤占 58%，是最常见的肿瘤类型。

淋巴瘤继发乳酸酸中毒的病因不清，有多种假说。一种假说是肿瘤浸润、组织缺血损伤导致肝肾功能障碍，乳酸堆积；在淋巴继发的乳酸酸中毒中，肝脏受累、低血糖的报道也比较多，但该假说不能完全解释乳酸升高，因为并非所有肝肾功能异常的患者都出现乳酸酸中毒。另一种假说是肿瘤细胞过表达糖酵解酶，引起线粒体功能障碍。一些肿瘤细胞过表达胰岛素样生长因子 I 及己糖激酶，导致血糖升高，有利于肿瘤增殖；而肿瘤细胞无氧酵解率高，产生乳酸增多。有的肿瘤细胞可旁分泌肿瘤坏死因子α，影响线粒体功能，降低丙酮酸脱氢酶活性，并影响肝糖原代谢，导致乳酸升高。一种假说是肿瘤微小栓塞导致局部缺氧及无氧酵解增加；在一些文献报道中，硫胺素（维生素 B_1）作为丙酮酸脱氢酶的重要辅酶，硫胺素缺乏（例如使用甲氨蝶呤后）可能导致乳酸酸中毒；另外，溶瘤综合征可能是乳酸酸中毒的病因之一。

淋巴瘤继发的乳酸酸中毒的预后极差，一项 31 例恶性肿瘤继发的乳酸酸中毒的报道中，死亡率高达 81%；其中 61%在诊断数小时或数天后死亡，74%在诊断后 3 个月内死亡。更为让人遗憾的是直到今天，淋巴瘤继发乳酸酸中毒并没有最佳的治疗方案，除了常规的水化、维持血压以外，积极化疗可能是一种有效的治疗手段，但也仅对一小部分患者有效。在这些患者中通过有效的化疗降低肿瘤负荷，从而减少乳酸的产生、解除其对乳酸清除的抑制，从而达到解除酸中毒的目的。化疗联合肾脏替代治疗在合并肾衰竭的患者中可能有效，可以更有效地清除乳酸；在一部分硫胺素缺乏的患者中补充维生素 B_1 可能有效。并不主张积极纠正酸中毒，静脉输注碳酸氢钠的纠正酸中毒治疗仅在血 pH<7.1 及 HCO_3^-<6mmol/L 的患者中获益，因为纠正酸中毒可能导致组织 CO_2 堆积、细胞内乳酸产生增多、

水负荷增加、钠负荷增加、心脏收缩力下降及低钙血症。

本例患者在治疗中遇到的第二个难点是在肾脏替代治疗中如何调整化疗剂量。一般而言，CVVH 患者用药按照肌酐清除率 10～20ml/min 计算。通过查阅 micromedex 网站及肾脏病用药参考书发现：利妥昔单抗分子量高达 144kDa，文献报道的应用利妥昔单抗的透析患者或血浆置换患者的透析液/置换液中并没有利妥昔单抗，证实利妥昔单抗不能被透析清除；但肾衰竭患者中应用利妥昔单抗的报道数量很少，建议在密切监测下用药。而环磷酰胺组织浓度低，分子量小，可通过透析清除，建议透析后给药；药物经肾脏排泄率为 5%～25%，肾衰竭或透析患者给药量为原剂量的 75%。表柔比星及长春地辛组织浓度高，蛋白结合率低，不能通过透析清除。上述两种药物都是经肝代谢，肾衰竭时无需调整剂量。

四、专家点评

淋巴瘤合并乳酸酸中毒很罕见，早期死亡率高，预后极差。本例患者通过入院时呼吸频率快及二氧化碳结合力下降的蛛丝马迹，仔细检查发现乳酸酸中毒，经过积极的肾脏替代治疗及原发病化疗，成功地挽救了患者生命。利妥昔单抗在肾衰竭及肾脏替代治疗的应用经验有限，但已经在少数患者中成功应用。

作者：冯俊
点评者：王景文

参 考 文 献

Azzopardi N，Francois M，Laurent E. 2013. Influence of plasma exchange on rituximab pharmacokinetics. Br J Clin Pharmacol，76（3）：486-488.

Friedenberg AS，Brandoff DE，Schiffman FJ. 2007. Type B lactic acidosis as a severe metabolic complication in lymphoma and leukemia：a case series from a single institution and literature review. Medicine（Baltimore），86（4）：225-232.

Ruiz JP，Singh A，Hart P. 2011. Type B lactic acidosis secondary to malignancy：case report，review of published cases，insights into pathogenesis，and prospects for therapy. The Scientific World Journal，11：1316-1324.

1.2 是皮下出血还是皮肤坏死

华法林少见的并发症

一、病例介绍

患者女性，22 岁。2015 年 10 月 8 日患者无诱因出现下腹疼痛，伴呕吐，逐渐出现左下肢肿胀、疼痛，不能站立，触痛明显，伴足部发紫、冰冷，就诊于当地医院，B 超示双下肢静脉血栓。10 月 11 日就诊于笔者所在医院，查血常规：WBC 33.49×10^9/L，NEUT 29.93×10^9/L，Hb 139g/L，PLT 158×10^9/L；ESR 46mm/h；肝肾功能全正常，hsCRP 147.53mg/L；凝血：PT 14.5s，INR 1.29，APTT 34.4s，D-二聚体 77.18mg/L，Fbg 3.45g/L；免疫：IgG 9.97g/L，IgA 2.16g/L，IgM 1.88g/L；补体：C3 1.830g/L，C4 0.333g/L；血气：pH 7.437，PO_2 99.8mmHg，PCO_2 30.9mmHg，$cHCO_3^-$ 20.5mmol/L，cLac 1.6mmol/L。下肢深静脉超声：双侧股总、股浅静脉内低回声，血栓形成可能性大；肠系膜血管超声：肠系膜上静脉中远段管腔内未见明确血流信号，不除外血栓形成可能；下腔静脉、肝静脉超声：肝静脉未见明确血栓，下腔静脉下段内低回声，血栓形成可能性大；髂静脉超声：双侧髂总静脉、髂外静脉内低回声，血栓形成可能性大；CTPA 未见明显异常，CTV 示下腔静脉及双下肢多发深静脉血栓形成。考虑"下肢深静脉血栓"诊断明确，10 月 12 日予依诺肝素 6000U q12h 皮下注射（患者体重 80kg，10 月 21 日调整为 7500U q12h），10 月 21 日起予华法林 4.5mg/d 与依诺肝素重叠给药，10 月 26 日停用依诺肝素。

对于初发无诱因的静脉血栓，需进一步寻找血栓的诱因。患者发病年龄较小（<50 岁），除获得性易栓因素外，同时须筛查遗传性易栓症。获得性易栓症/状态：ANA、ANCA（－）；LA 1.55s（正常值≤1.2s），抗β_2-GP1 抗体 25RU/ml（正常值<20 RU/ml），ACL（－）；肿瘤标志物：NSE 17.0ng/ml，AFP 2.2ng/ml，CA19-9 2.5U/ml，CEA<0.200ng/ml，CA15-3 3.8U/ml；Cyfra 211 0.79ng/ml，CA242 1.6U/ml，SCCAg 0.7ng/ml；CD55/ CD59$^+$ 100%，外周血 JAK2-V617F 突变、BCR/ABL 融合基因（－）。否认妊娠及口服避孕药；否认长期卧床及近期手术病史；遗传性易栓症：AT-III 130%（83%～128%），PS 133%（76%～135%），PC 83%（70%～140%）（注：静脉血栓事件的急性期可因抗凝蛋白消耗，出现抗凝蛋白水平的短暂下降，故不推荐在急性期进行抗凝蛋白检测），APC-R 2.8（正常值>2.1）；HCY 44.9μmol/L（正常值<15μmol/L）。否认既往血栓病史及家族类似病史。结合上述检查，考虑抗磷

脂抗体综合征不除外，治疗上以抗凝治疗为主，择期再次复查抗磷脂抗体。患者经抗凝治疗后下肢肿痛较前缓解，逐渐可恢复行走，腹痛亦好转。

2016 年 10 月 25 日（华法林用药第 5 天）如厕时不慎摔倒后出现右下腹烧灼样痛，伴皮肤表面片状瘀斑、血疱，双下肢无力，行走困难。10 月 26 日查血常规：WBC 11.47×10^9/L，NEUT 8.78×10^9/L，Hb 110g/L，PLT 235×10^9/L；凝血：PT 23.4s，INR 2.05，APTT 48.3s，D-二聚体 194.59mg/L，Fbg 3.45g/L；腹部 CT：肝右叶小囊肿可能，腹背部皮下及肌肉水肿，左下腹壁软组织结节；骨穿+活检：未见明显异常。考虑"华法林治疗引起皮肤出血"可能性大，将华法林减量至3mg/d，但症状无缓解。10 月 30 日复查凝血：PT 18.4s，INR 1.63，D-二聚体9.50mg/L，遂将华法林加量至 6mg/d。11 月 1 日瘀斑进行性加重，分布于右下腹、右侧大腿，触痛明显，再次将华法林减量为 3mg/d。11 月 3 日再次复查凝血：PT63.9s，INR 5.37，停用华法林，收入病房。

二、临床诊治经过

入院后患者右下肢仍明显肿胀，腹部及右侧大腿处可见大片皮肤黑紫伴血疱，同时 Hb 在短期内下降至 56g/L，INR 5.68；给予输红细胞 4U，输血浆 1200ml，复查示 Hb 回升至 81g/L，INR1.99，诊断考虑"华法林相关出血、华法林致皮肤坏死均不除外"。复查 PS 37%，PC 10%，AT-III 111%；皮肤科行皮肤活检：表皮基底层下方大疱形成，真皮血管扩张，部分血管管腔栓塞，血管周围淋巴细胞及组织细胞浸润，诊断为华法林致皮肤坏死（Warfarin-induced skin necrosis，WISN）。鉴于患者存在多发性静脉血栓，再次给予抗凝治疗（11 月 5 日给予肝素静脉泵入，1 周后停用肝素，同日更换为依诺肝素 8000U q12h）。

皮肤护理方面，每日给予皮肤破溃处换药，其间曾因伤口恢复欠佳，曾 2 次行右下肢及腹壁创面清创术，可见腹壁处逐渐收敛、结痂，边界清晰，疼痛减轻；但仍有持续新发脂肪坏死与液化。考虑：①不除外抗凝不充分，将依诺肝素 8000U q12h改为利伐沙班 20mg qd 抗凝治疗；②不除外存在基础疾病（结缔组织病），12 月 15日起加用泼尼松 60mg qd 抗炎治疗。患者要求回当地医院继续处理皮肤病变。出院诊断考虑"多发性深静脉血栓形成，APS 可能性大；华法林相关皮肤坏死"。出院后继续予利伐沙班 10mg q12h 抗凝治疗，波尼松缓慢减量。2016 年 6 月患者随诊，原有皮损明显好转，静脉 B 超显示血管再通。

三、诊疗体会

WISN 是在应用华法林抗凝过程中出现的极少见但较严重的并发症。Chan 等报道，发生率为 0.01%～0.2%。1943 年 Flood 等首次报道该现象，直到 1954 年

Verhagen 等首次提出华法林是导致皮肤坏死的原因。皮肤损害通常发生于服用华法林后 3～10 天，也有发生于服用华法林 10 天以后，甚至可长达 15 年才发生的报道；发病部位多位于皮下脂肪较多的组织，如腹部、臀部、大腿及乳房等，少见部位则为前肢、后背及阴茎等，大约 1/3 患者的皮损为多发性。有研究显示，中年、肥胖女性因肺血栓栓塞症或血栓性静脉炎接受华法林治疗时最容易发生这种并发症。临床表现为急性起病的皮肤感觉异常和水肿，随后出现瘀点和瘀斑，并在 24h 内进展为界限清楚的出血性大疱。本病早期皮肤组织病理改变为真皮及皮下脂肪组织小动脉及小静脉内大量透明血栓形成，血管壁炎症不明显。真皮浅层可见大量红细胞溢出。后期皮损主要组织学改变为真皮及皮下脂肪组织弥漫性坏死。组织病理学改变并非为确诊本病的特异性表现，但可与原发性血管病变鉴别。实验室检查表现为 PT 延长，PS、PC 降低。

WISN 的病因迄今尚未明确，比较公认的发病机制是与 PC 缺乏密切有关的血液反常性高凝状态。PC 缺乏，无论是获得性原因还是常染色体显性遗传，都被认为是 WISN 的显著危险因素。PC 是一种天然的抗凝蛋白，以无活性的酶原状态存在于血液循环中，能被血栓激活，活化 PC 与 PS 的辅因子结合后作用增强。华法林抑制某些依赖维生素 K 的因子合成，造成凝血和抗凝短暂失衡，其中 PC 和 FⅦ半衰期最为短暂，约分别为 8h 和 5h，两者血中浓度骤降，引起血液高凝状态。此外，WISN 也可见于 PS 缺乏、抗磷脂抗体综合征及肿瘤患者。

至于 WISN 的诊断标准，目前国内外尚无统一标准，根据文献将其特征总结如下：本病多发于中年肥胖女性；发病前单独应用华法林抗凝治疗；进行性加重的皮肤坏死，多位于皮下脂肪较多的部位；组织病理学表现为真皮和皮下毛细血管及静脉内弥漫性微血栓形成。WISN 需与肝素诱导的血小板减少症、血栓形成后综合征引起的皮肤坏死、弥散性血管内凝血（DIC）、暴发性紫癜及微栓塞（脓毒血症栓塞、胆固醇栓塞）等引起的皮肤坏死相鉴别（表 1.2.1）。

表 1.2.1　WISN 与其他常见疾病的鉴别诊断

综合征	皮肤改变的出现时间	实验室检查	临床线索
WISN	治疗开始后 3～6 天	PC、PS 缺乏，PT 延长	纤维蛋白血栓（红色血栓），典型皮损见于皮下脂肪多处，动脉血栓少见
HITT	治疗开始后 6～13 天	肝素-PF4 IgG 抗体，PLT 减少>50%（但出现皮肤坏死时 PLT 往往正常）	血小板血栓（白色血栓），典型皮损见于注射部位，静脉和动脉血栓均可出现
DIC	可变的	获得性 AT Ⅲ、PC、PS 缺乏，D-二聚体增高，Fbg 下降，PT 和 APTT 延长，PLT 减少	纤维蛋白血栓（红色血栓），多处纤溶性出血（如静脉穿刺部位和黏膜），外周血红细胞碎片
遗传性易栓状态	可变的	PC 或 PS 缺乏；AT Ⅲ缺乏，APS（抗心磷脂抗体，LA），FV Leiden 突变，Prothrombin G20210A	血栓性疾病的既往史或家族史多发血栓

WISN 的治疗均基于之前的病例报道，建议：①一旦怀疑 WISN 立即停用华法林。②可应用维生素 K 或新鲜冰冻血浆（FFP）、PC 浓缩物纠正凝血异常，提高血浆 PC 和 PS 浓度。关于 FFP 用量尚无统一意见，一般活跃出血的患者推荐给予 10ml/kg，但对于 WISN 患者通常无明显出血，建议使用量可稍低于以上剂量。凝血酶原复合物亦可尝试应用于 WISN 患者。③择机恢复肝素或 LWMH 替代华法林抗凝。④皮肤伤口护理，虽然进行外科清创及皮肤移植，仍有 50% 的患者需要截肢或行乳房切除术。

本例患者体型肥胖，有明确的多发性血栓（下腔静脉和深静脉血栓），可疑抗磷脂抗体综合征。在静脉血栓的治疗过程中，低分子肝素与华法林合用 5 天后停用，患者在应用华法林第 5 天出现皮肤感觉异常，继之出现瘀斑、血疱样皮损，符合经典 WISN 皮肤改变，病变主要分布于腹部、大腿等脂肪较多的部位，皮损活检证实部分血管管腔栓塞，均支持 WISN 的诊断；同时皮损发生时 PC、PS 较前明显下降，从另一侧面反映 WISN 中存在"反常高凝状态"。但该患者在最初出现皮肤感觉异常、血疱性皮损时未能识别出 WISN，仍间断应用华法林，可能造成该患者皮肤病变较广泛且进展迅速。故早期识别、及时停用华法林，对患者的预后至关重要。治疗上，一方面给予 FFP 纠正凝血异常及补充 PC 及 PS，给予维生素 K 促进其合成；另一方面，选择合适的抗凝治疗非常重要，多选择使用肝素或者低分子肝素治疗，目前利伐沙班等新型抗凝药物逐渐被用于 WISN 的后续抗凝治疗中。

当医师给予患者华法林治疗时，须认识到 WISN 虽然罕见，但仍是该抗凝药物的严重不良反应。充分的桥接治疗可以减少 WISN 的发生率；早期识别并给予包括维生素 K、FFP 或 PCC 等在内的治疗对于防止病情的进展尤为重要。

四、专家点评

包括蛋白 C 和蛋白 S 在内的生理性抗凝蛋白，其生物合成同样依赖于维生素 K。在华法林抗凝治疗的早期，由于抗凝蛋白特别是蛋白 C 合成受抑制，可能导致患者出现一过性的高凝状态，并进而引发华法林致皮肤坏死（WISN）这一罕见并发症。因此，在静脉血栓事件的急性期采用华法林治疗时，早期应强调加用肝素类制剂重叠抗凝 5 天以上，待 INR 达标 2 天以上再停用肝素。此外，华法林初始治疗不建议给予负荷剂量而宜小剂量开始，亦有助于避免 WISN 该类并发症的发生。本病例虽然早期重叠了 LMWH 的抗凝治疗，但 INR 未持续达标即早期停用了肝素，且华法林采用了较高的初始剂量，以及可能存在基础的易栓倾向（抗磷脂综合征），均可能与 WISN 的发生相关。

WISN 的早期诊断与早期处理同样至关重要。在疑诊患者，应尽早停用华法林，给予补充维生素 K 或生理性抗凝蛋白（如新鲜冰冻血浆、凝血酶原复合物等），并同时加予肝素抗凝治疗。

　　作者：蔡华聪
　　点评者：王景文

参 考 文 献

方春晓，孙博，季颖群，等. 2012. 华法林致皮肤坏死1例及文献复习. 中国实用内科杂志，32（5）：
　　388-389.

Cantürk E，Karaca O，Omaygenç O，et al. 2014. Warfarin-induced skin necrosis：a 'novel' solution
　　to an old problem. Turk Kardiyol Dern Ars，42（8）：787.

Chan YC，Valenti D，Mansfield AO，et al. 2000. Warfarin induced skin necrosis. Br J Surg，87（3）：
　　266-272.

Kumar M，Abrina V，Chittimireddy S. 2012. Coumadin-induced skin necrosis in a 64 year-old female
　　despite LMWH bridging therapy. Am J Case Rep，13：157-159.

Nazarian RM，Van Cott EM，Zembowicz A，et al. 2009. Warfarin-induced skin necrosis. J Am Acad
　　Dermatol，61（2）：325-332.

Pourdeyhimi N，Bullard Z. 2014. Warfarin-induced skin necrosis. Hosp Pharm，49（11）：1044-1048.

Srinivasan AF，Rice L，Bartholomew JR，et al. 2004. Warfarin-induced skin necrosis and venous limb
　　gangrene in the setting of heparin-induced thrombocytopenia. Arch Intern Med，164（1）：66-70.

Sternberg ML，Pettyjohn FS. 1995. Warfarin sodium-induced skin necrosis. Ann Emerg Med，26（1）：
　　94-97.

1.3 妊娠期之烦恼

脾静脉血栓合并全血细胞减少的诊治

一、病例介绍

患者女性，27 岁。患者于 2016 年 4 月 10 日（约妊娠 18 周）久坐后出现持续性左上腹痛伴背痛，VAS 评分 6～8 分，卧位稍缓解，无发热、咳嗽、恶心、呕吐、黑便等，疼痛逐渐加重，外院曾予哌替啶 50mg 后疼痛稍缓解。4 月 12 日就诊于笔者所在医院急诊，查血常规：WBC 5.13×10^9/L，NEUT 3.12×10^9/L，Hb 90g/L，MCV 101.5fl，PLT 43×10^9/L；尿常规：BLD 200 个/μl，PRO 0.3g/L；凝血：PT 12.5s，APTT 35.8s，Fbg 3.73g/L，D-二聚体 23.92mg/L；肝肾功能、胰腺功能基本正常；腹部超声及门静脉超声：脾厚 4.5cm，长约 12.7cm，肋下 1cm，脾门处脾静脉宽约 0.9cm，内充满低回声。诊断考虑"脾静脉血栓、宫内妊娠 18 周"，4 月 13 日起予那屈肝素 4100U q12h、迈之灵 300mg bid 治疗，用药 3 天后患者觉腹痛较前有所好转。其间监测血常规，全血细胞呈逐渐下降趋势（表 1.3.1）。患者无发热、明显乏力、鼻出血等表现，为明确血栓及全血细胞减少的病因收入院。发病以来患者食欲不佳，精神、睡眠一般，二便正常，体重无明显下降。既往：发病前半年曾因牙龈出血发现血小板下降（具体数值不详），未诊治。否认高血压、冠心病、糖尿病等慢性病史，否认肝炎、结核、伤寒、疟疾等传染病史。除 2006 年因慢性阑尾炎行阑尾切除术外，否认外伤及输血史，否认药物、食物过敏史。否认既往血栓病史及家族中类似血栓病史。入院查体：皮肤、黏膜苍白，腹如孕 20 周，左上腹可疑压痛，无反跳痛及肌紧张，心肺查体未见异常。

表 1.3.1 门诊期间血常规变化趋势

日期（年-月-日）	WBC（×10^9/L）	Hb（g/L）	PLT（×10^9/L）	其他
2016-04-12	5.13	90	43	MCV 101.5fl
2016-04-13	4.66	76	39	
2016-04-15	3.88	71	33	
2016-04-16	3.91	70	25	
2016-04-19	4.49	71	28	
2016-04-25	2.53	65	31	RET% 3.9%

二、临床诊治经过

孕期妇女，突发腹痛，影像学提示"脾静脉血栓"，同时发现进行性全血细胞减少，诊断须围绕血栓及全血细胞减少进行。

入院常规评估：血常规示 WBC 2.82×10^9/L，NEUT 1.17×10^9/L，Hb 68g/L，MCV 99.8fl，PLT 32×10^9/L，RET 4.92%；肝肾功能示 ALT 11U/L，Alb 36g/L，TBil 5.3μmol/L，DBil 1.4 μmol/L，LDH 322U/L，CRE 37μmol/L；尿常规、便常规及潜血（-）；凝血示 PT 12.5s，APTT 35.8s，Fbg 3.73g/L，D-二聚体 23.92mg/L；肠系膜血管超声及髂静脉、肾静脉、上肢浅静脉、深静脉彩超未见异常；心脏超声示 EF 62%，肺动脉收缩压 28mmHg，少量心包积液；中孕期超声未见异常。

血栓方面：该患者在妊娠期间出现腹腔静脉血栓（非常见部位），尽管为初发血栓，根据目前国内专家共识推荐，对于发病年龄较小（<50 岁）、非常见部位的静脉血栓（VTE）患者应筛查遗传性易栓症，主要为抗凝蛋白缺乏，故该患者诊断时应兼顾常见的获得性和遗传性因素（表 1.3.2）。

表 1.3.2 常见易栓症

先天性因素	获得性因素
抗凝蛋白缺乏	获得性易栓疾病
AT 缺乏	抗磷脂综合征
PC 缺乏	肿瘤性疾病
PS 缺乏	肾病综合征
凝血因子缺陷	骨髓增殖性肿瘤
APCR（FV Leiden 突变）	阵发性睡眠性血红蛋白尿症
凝血酶原 G20210 突变	急性内科疾病
异常纤维蛋白原血症	炎性肠病
纤溶蛋白缺陷	获得性易栓因素
异常纤溶酶原血症	手术或创伤
组织型纤溶酶原激活物缺乏症	长期制动
纤溶酶原活化抑制物-1 增多	高龄
代谢缺陷	妊娠及产褥期
高同型半胱氨酸血症（MTHFR 突变）	口服避孕药及激素替代治疗
凝血因子水平升高	肿瘤治疗
FⅧ、Ⅸ或Ⅺ活性水平升高	获得性抗凝蛋白缺陷

遗传性易栓症：AT-Ⅲ 76%（83%～128%），PS 75%（76%～135%），PC 72%

（70%～140%），APC-R 2.7（>2.1）；同型半胱氨酸（HCY）4.4μmol/L（<15μmol/L）；否认既往血栓病史及家族类似病史。获得性易栓症/状态：抗磷脂抗体 LA、ACL、抗β₂-GP1 抗体阴性；肿瘤指标：AFP 90.5ng/ml，CA125 57.9U/ml；JAK2V617F（-）；CD55/59 异常细胞检测：CD55⁺NEUT 25%，CD59⁺ NEUT 25%，CD55⁺RBC 55%，CD59⁺RBC 55%，CD24 25%，FLEAR 25%。否认长期卧床及近期手术病史。

针对全血细胞减少的病因筛查方面：年轻女性，除常见的血液系统疾病外，应主要筛查免疫系统疾病等非血液系统疾病（图 1.3.1）。血液系统疾病：血涂片示红细胞大小不等，血小板少见；尿 Rous 实验（-），血浆游离血红蛋白（-），Coombs 试验+分型（-），酸溶血试验（-），糖水试验弱阳性；CD55/59 异常细胞检测：同前述。营养性贫血：Fe 83.5μg/dl，TIBC 322μg/dl，TS 24.8%，Fer 227ng/ml；VitB₁₂ 287pg/ml，SFA 7.7ng/ml；EPO>774.00mIU/ml；细小病毒 B19Ig（-）；骨髓涂片：粒：红细胞=0.58：1，红系及晚幼红细胞比例明显增高，可见少量核畸形及花瓣红细胞，红细胞大小不等，可见大红细胞及嗜多色红细胞；血小板少见，巨核细胞 8 个；铁染色：未见环铁粒幼细胞；FISH-MDS 系列、免疫分型（-）；BCR/ABL（-）。非血液系统疾病：免疫指标 ANA（+）1：80，抗 dsDNA（-）；抗 ENA（-）。

综合上述检查及分析，患者存在溶血性贫血（网织红细胞升高、骨髓红系代偿性增生，LDH 升高），同时阵发性睡眠性血红蛋白尿（paroxysmal nocturnal hemoglobinuria，PNH）相关检查（包括 CD55/CD59 异常细胞检测及糖水试验均为阳性）支持 PNH 的诊断，且可解释患者目前血栓形成及全血细胞减少的原因。

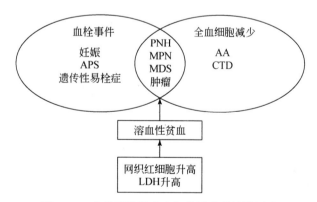

图 1.3.1　血栓事件及全血细胞减少的诊治思路

治疗方面，鉴于患者要求继续妊娠，同时病情方面，无活动性出血、急性血管内溶血等，血小板可维持在 $20×10^9$/L 以上，继续给予那屈肝素钙 4100U q12h，同时予输血支持等对症治疗。患者体温正常，未再诉腹痛及背痛反复，可自主活动，于 5 月 11 日出院。

三、诊疗体会

该患者在妊娠期间出现血栓事件，尽管妊娠本身即为获得性易栓症之一，但多以下肢深静脉血栓为主。该患者以脾静脉血栓（splanchnic vein thrombosis，SVT）为表现，仍须筛查其他易栓因素（包括遗传学易栓症）。对于 SVT，人们已逐步认识到骨髓增殖性肿瘤（MPN）是导致 SVT 的主要危险因素。大宗的队列研究显示，在所有的 SVT 患者中，MPN 的患病率可达 10%。SVT 可作为 MPN 的首发临床表现，SVT 患者 JAK2V617F 基因阳性率为 32.7%；即使无明显 MPN 特征的 SVT 患者，JAK2V617F 基因突变检出率仍达 15.4%～17.1%。因此对于 SVT 患者，应常规筛查 JAK2V617F 基因，以便于早期诊断 MPN。除此以外，肝硬化、腹部肿瘤、腹腔内炎症及手术等亦是 SVT 常见的危险因素；其他少见的危险因素包括自身免疫性疾病（如贝赫-切特病）及其他血液系统疾病（如 PNH）。针对该患者，完善检查后除外 MPN、包括 APS 在内的自身免疫性疾病；结合患者存在溶血性贫血的证据（如网织红细胞升高、LDH 升高等），考虑 PNH 的可能性大，经 CD55/CD59 异常细胞检测及糖水试验等检查，最终确诊经典型 PNH。

PNH 是一种由于体细胞上 PIG-A 基因突变导致的获得性造血干细胞克隆性疾病，PIG-A 突变导致糖基磷脂酰肌醇（glycophosphatidyl-inositol，GPI）锚合成异常，造成血细胞表面 GPI 锚连蛋白丢失（包括 CD16、CD55、CD59 等），细胞灭活补体等能力减弱，从而细胞容易被破坏，发生溶血等。临床上可表现为不同程度的发作性血管内溶血、阵发性血红蛋白尿、骨髓造血功能衰竭和血栓形成，部分患者可表现为全血细胞减少。其他如自身免疫性疾病及激素治疗、肝硬化、腹部肿瘤、腹腔内炎症及手术均是 SVT 较常见的危险因素。根据 ICCS 建议，以下 PNH 高危患者应进行异常克隆的检测：①血管内溶血，有血红蛋白尿或血浆血红蛋白升高的证据；②不明原因的溶血且伴随有铁缺乏或腹痛/食管痉挛或血栓或粒细胞减少和/或血小板减少；③其他获得性 Coombs 试验阴性、非裂红细胞、非感染性溶血性贫血；④血栓栓塞伴有非常见的特点，如非常见部位或伴随有溶血性贫血或有不明原因的血细胞减少；⑤有骨髓衰竭的证据。本患者的血栓栓塞为非常见部位，同时伴有血细胞减少，符合 PNH 的高危患者。

目前已认识到 PNH 为一种获得性易栓因素，与肠系膜、肝、肝门、脾、肾静脉和脑血管静脉血栓形成有关，而与深静脉血栓形成及肺栓塞则不存在相关性。国内杜亚丽等回顾性分析了 142 例 PNH 患者，这些患者中合并血栓者 21 例（14.8%），其中以静脉血栓为主（19 例，腹腔静脉血栓 15 例），与国外报道类似。至于 PNH 引起血栓的发病机制目前尚不明确，推测与多种因素有关。①溶血产生的游离血红蛋白产生氧化应激反应直接对血管内皮细胞造成损伤，导致炎症反应，内皮下细胞暴露，释放组织因子和血管性血友病因子；或者因氧化应激反应消耗大量 NO（NO 缺乏时会增加凝血复合物的稳定性，降低其可溶性，进而易发血栓）。②存在 GPI 缺陷的血细胞受到补体介导破坏，可能引起循环中微颗粒的释放和血小板异常活化。③GPI 锚定的尿激酶型纤溶酶原激活物受体（urokinase plasminogen activator receptor，u-PAR）缺乏，以及抗凝因子如组织因子途径抑制剂（tissue factor pathway inhibitor，TFPI）和蛋白酶 3（proteinase 3，PR3）等失衡可能进一步使凝血平衡紊乱。

PNH 合并妊娠会增加孕妇和新生儿的死亡率，有文献报道 PNH 孕妇和新生儿的死亡率分别为 20% 和 10%。PNH 孕妇最危险的并发症为血栓形成，妊娠期 PNH 患者发生血栓的风险增加，约 6% 的孕妇死于血栓事件，尤其是产后血栓发生率明显增加。Hall C 建议，PNH 患者妊娠期若血小板>100×10^9/L，应给予预防性抗凝治疗；Melo A 等建议 PNH 患者孕期应进行预防性抗凝治疗，直至产后 4～6 周，以使用对胎儿相对安全的低分子肝素为佳。对于 PNH 合并妊娠的患者，主要予输血和血小板等支持治疗，以改善贫血和预防出血，在急性溶血发作时，给予肾上腺糖皮质激素，辅以细胞膜稳定剂、叶酸、碱性药物等。

本例患者妊娠期间出现血栓，并进而诊断为 PNH，临床上无活动性出血，血小板维持于 30×10^9/L 左右，对于其新发的腹腔静脉血栓，继续给予低分子肝素；同时患者病程中无血管内溶血急性发作，未给予肾上腺糖皮质激素，仅予对症输血治疗，改善贫血。患者给予抗凝治疗后腹痛症状好转，血常规基本稳定。2016 年 9 月娩下一男婴，生产前自行停用低分子肝素，分娩后血常规基本稳定，并逐渐自行恢复，随诊至 2017 年 2 月 19 日，WBC 6.24×10^9/L，Hb 131g/L，PLT 98×10^9/L，未再发作血栓事件。从该患者病程来看，推测妊娠加重其 PNH 的发病，妊娠及 PNH 均可促进血栓的发生。

综上所述，识别高危 PNH 患者，如血栓合并不明原因血细胞减少或合并溶血性贫血的患者，应筛查 PNH 的异常克隆；若 PNH 患者合并妊娠，应评估其易栓因素，根据其血小板情况及出血情况，确定是否给予预防性抗凝治疗；孕期根据血常规情况，给予积极的对症支持治疗。

四、专家点评

阵发性睡眠性血红蛋白尿（PNH）为重要的获得性易栓性疾病之一。约 40% 的 PNH 患者可在其病程中合并血栓事件，而 40%～67% 的 PNH 患者可死于血栓并发症。PNH 患者的血栓合并症以静脉血栓事件为主，尤以腹腔内脏血栓形成和颅内静脉窦血栓形成为突出。因此，在腹腔内脏静脉血栓形成的患者，特别是合并血细胞减少或溶血相关临床表现的患者，应注意筛查有无 PNH。该病例脾静脉血栓形成除了与其存在 PNH 的基础疾病相关外，妊娠期的高凝倾向可能亦是重要的诱因。因此，PNH 患者如合并妊娠，尤其应重视血栓事件的预防。

对于已发生静脉血栓事件的 PNH 患者，如无明确的禁忌证，通常需要长期抗凝治疗。由于 PNH 患者常合并骨髓造血衰竭或血小板减少，因此相较于其他患者，抗凝治疗可能具有更高的出血风险。近期研究显示，补体抑制剂依库珠单抗的治疗除了可有效控制 PNH 患者的溶血发作外，亦有助于预防 PNH 患者血栓事件的发生。

作者：蔡华聪
点评者：王景文

参 考 文 献

杜亚丽，龙章彪，谢海雁，等. 2016. 阵发性睡眠性血红蛋白尿症患者血栓易发因素的初步研究. 中华血液学杂志，37（4）：318-323.

中华医学会血液学分会血栓与止血学组. 2012. 易栓症诊断中国专家共识（2012 年版）. 中华血液学杂志，33（11）：982-982.

Borowitz MJ，Craig FE，Digiuseppe JA，et al. 2010. Guidelines for the diagnosis and monitoring of paroxysmal nocturnal hemoglobinuria and related disorders by flow cytometry. Cytometry B Clin Cytom，78（4）：211-230.

Dentali F，Squizzato A，Brivio L，et al. 2009. JAK2V617F mutation for the early diagnosis of Ph⁻myeloproliferative neoplasms in patients with venous thromboembolism：a meta-analysis. Blood，113（22）：5617-5623.

Fieni S，Bonfanti L，Gramellini D，et al. 2006. Clinical management of paroxysmal nocturnal hemoglobinuria in pregnancy：a case report and updated review. Obstet Gynecol Surv，61（9）：593-601.

Hall C，Richards S，Hillmen P. 2003. Primary prophylaxis with warfarin prevents thrombosis in paroxysmal nocturnal hemoglobinuria（PNH）. Blood，102（10）：3587-3591.

Hillmen P，Lewis SM，Bessler M，et al. 1995. Natural history of paroxysmal nocturnal Hemoglobinuria. N Engl J Med，333：1253-1259.

Melo A，Gorgal-Carvalho R，Amaral J，et al. 2011. Clinical management of paroxysmal nocturnal haemoglobinuria in pregnancy：three case reports. Blood Transfus，9（1）：99-103.

Van Bijnen ST，Van Heerde WL，Muus P. 2012. Mechanisms and clinical implications of thrombosis in paroxysmal nocturnal hemoglobinuria. J Thromb Haemost，10（1）：1-10.

1.4 四肢麻木无力、M蛋白血症

华氏巨球蛋白血症的特殊合并症

一、病例介绍

患者女性，68岁。因"四肢麻木4年、加重伴双下肢无力3个月"于2014年3月30日入院。患者自2010年起无诱因出现四肢麻木，伴乏力、踩棉花感，不影响活动，无肌痛、肌肉萎缩。给予营养神经药物及针灸治疗效果欠佳。2011年5月外院行腰穿检查，提示脑脊液副肿瘤性神经综合征相关抗体（抗Hu、Yo、Ri抗体）、寡克隆区带（OB）均阴性，髓鞘碱性蛋白（MBP）升高（12.42μg/L），IgG合成率升高（85.5mg/24h）。肌电图提示上、下肢周围神经源性损害：右侧胫前肌、小指展肌记录运动诱发电位（MEP）各波潜伏期延长、中枢传导时间正常；双侧胫神经感觉传导速度未测出，运动潜伏期延长，传导速度减慢，波幅减低；右侧正中神经、尺神经感觉传导速度未测出，运动潜伏期延长，传导速度减慢；双侧胫神经H反射、F波未测出。头颅CT未见异常；腰骶椎MRI：$L_{2\sim3}$、$L_{4\sim5}$、S_1椎间盘突出。诊断为"慢性炎性脱髓鞘性周围神经病"，予人免疫球蛋白（IVIG）治疗：IVIG 25g/d×5d×1次/月×2个月→IVIG 10g/d×3d×1次/月×6个月→IVIG 25g/d×5d×1次/3个月×2年，效果欠佳；并于2012年8月加用泼尼松50mg/d，逐渐于2013年初减停。2013年8~9月查血常规正常；红细胞沉降率（ESR）46mm/h；脑脊液检查：脑脊液蛋白（CSF-Pro）755mg/L，其余生化及常规正常。近3个月四肢麻木仍缓慢加重，范围扩大，伴双下肢无力，下蹲后不能站起。起病以来一般情况良好。既往史、个人史、月经婚育史均无特殊。家族史：父亲故于肺心病，母亲故于胃癌。体格检查：生命体征平稳，拄拐步入病室，全身浅表淋巴结未触及肿大，心肺无特殊发现，胸肋骨无压痛，肝脾无肿大，双上肢肌力V级，双下肢肌力Ⅳ级，肌肉无压痛，双上肢肘以下、双下肢膝以下触觉减退，四肢腱反射消失，病理反射未引出，脑膜刺激征（-）。

二、临床诊治经过

患者入院后完善各项检查，血、尿、粪常规均正常；血生化：血钾4.2mmol/L，白蛋白42g/L，肌酐48μmol/L；β_2-微球蛋白1.9mg/L；免疫球蛋白：IgM 10.34g/L；

血清蛋白电泳：M 蛋白 4.3g/L；血清免疫固定电泳：IgMκ阳性（+）；尿免疫固定电泳：IgMκ（+）；抗核抗体谱（-）；巨细胞病毒（CMV）DNA、EB 病毒 DNA均（-）；甲状腺功能正常。胸部、腹部、盆腔 CT 平扫：双下肺小结节；左肾低密度，囊肿可能；左肾上腺内侧支稍增粗；胸腰椎骨质增生；盆腔多发钙化灶；双侧腹股沟多发小淋巴结。肌电图：上下肢周围神经源性损害；血抗髓磷脂相关糖蛋白（MAG）抗体 78 995BTU（Bühlmann titer units，正常值为<1000BTU，抗神经节苷脂（GM1）抗体（-）。考虑单克隆 IgM 血症相关性周围神经病，进一步行骨髓穿刺检查，骨髓涂片：可见淋巴浆细胞 1%；骨髓活检：局灶可见灶性淋巴样细胞，免疫组化示 CD3 散在（+），CD138 个别细胞（+），CD20 灶（+），CD23（-），CD5 散在（+），结合免疫组化考虑淋巴浆细胞淋巴瘤。行腰椎穿刺检查，示脑脊液清亮透明，压力 125mmH$_2$O（1mmH$_2$O=0.0098kPa），脑脊液细胞总数为 0；CSF 蛋白 1.04g/L。综上诊断为华氏巨球蛋白血症（Waldenstrom's macroglobulinemia，WM），继发性 IgM 相关性周围神经病变。予 RCD 方案（利妥昔单抗 600mg d1、d8、d15、d22，环磷酰胺 0.4g d1、d8、d15，地塞米松 40mg d1、d8、d15、d22）化疗 1 个疗程，复查示 IgM、抗 MAG 抗体均逐渐下降，共 4 个疗程后，M 蛋白降至 0.9g/L，抗 MAG 抗体降至 429BTU，患者肢体麻木、运动障碍均有所好转。

三、诊疗体会

本患者以肢体麻木起病，缓慢进展，逐渐出现肢体运动障碍，体格检查可见四肢远端感觉障碍、肌力下降、腱反射消失，结合肌电图表现，神经系统定位诊断明确，为周围神经病。周围神经病最常见的病因为糖尿病、危重症（如脓毒症）及肿瘤；相对不常见的病因包括尿毒症、慢性肝病、维生素缺乏、HIV 感染等疾病、淋巴瘤、单克隆球蛋白血症、POEMS 综合征等；另有卟啉病、低血糖、原发性胆汁性肝硬化、淀粉样变性、甲状腺功能减低、慢性阻塞性肺病、肢端肥大症、冷球蛋白血症等病因。本患者病史较长，临床无感染、外伤、中毒、慢性疾病等表现，曾按炎性脱髓鞘病变予激素及 IVIG 治疗，一度有效，停药后继续进展。本次经过更为全面的检查，未发现感染、肿瘤及代谢病、自身免疫病等系统性疾病证据，但筛查发现单克隆免疫球蛋白 IgMκ血症。而 IgM 单克隆免疫球蛋白血症患者，临床疾病谱广，合并周围神经病，应想到 IgM 相关性周围神经病（IgM-PN）的可能。IgM-PN 可为原发性，也可继发于 WM。本患者经骨髓检查进一步诊断为 WM。

WM 为一种惰性 B 细胞淋巴瘤，以骨髓中出现淋巴浆细胞和外周血单克隆 IgM 血症为主要特点，年发病率约为百万分之三，在 B 细胞淋巴瘤中仅占 1%～2%。WM 患者可无明显临床症状，也可出现肿瘤侵犯血液系统引起的贫血、淋巴结肿大、肝脾大，IgM 血症相关的高黏滞血症、I 型冷球蛋白血症，以及 IgM 特殊抗体效应造成的周围神经病、冷凝集素综合征和 2 型冷球蛋白血症等表现。合并神经系统病变的患者约占 WM 患者总数的 22%，可表现为脑神经麻痹、单发或多发单神经病、脑白质病变等，其中以症状性的、缓慢进展的周围神经病最为常见。WM 的神经病变可为轴索变性或脱髓鞘改变，其中以脱髓鞘病变更为常见。神经脱髓鞘的机制主要为抗 MAG 抗体、抗 GM1 抗体或慢性炎症的存在；其中 MAG 为神经髓鞘的成分之一，在 WM 患者体内可被异常的单克隆 IgM 结合，引起神经系统损害，WM 神经脱髓鞘病变中约 2/3 与抗 MAG 抗体有关。轴索变性的机制包括淀粉样变、冷球蛋白血症、肿瘤直接浸润、血管炎等。本例患者肌电图表现以神经传导速度减慢为突出特点，运动、感觉神经均有受累，符合周围神经脱髓鞘特点，同时抗 MAG 抗体滴度明显升高，应考虑为抗 MAG 抗体引起的周围神经脱髓鞘病变。

治疗选择方面，WM 为缓慢进展、不可治愈的疾病，主要治疗目标是缓解症状、减少器官损害、改善生活质量、延长生命，因此应根据病情轻重进行分层治疗。无症状 WM 患者无需进行药物治疗，仅需定期随诊观察，如病情持续稳定，随诊间隔建议为第 1 年每 2~3 个月 1 次，其后每 3~6 个月 1 次。WM 相关临床表现是患者开始治疗的指征，这些表现包括高黏滞血症、神经病变、症状性淋巴结或器官肿大、淀粉样变、冷球蛋白血症、冷凝集素病或血细胞减少。药物选用方面，WM 患者的淋巴浆细胞表达 CD20，故利妥昔单抗为 WM 药物治疗的基础，可根据患者受累系统、是否适合自体干细胞移植、既往治疗等临床情况，综合考虑制定化疗方案。其中，对单克隆 IgM 血症合并神经病变的患者，选用含利妥昔单抗的化疗方案，改善周围神经症状的同时，临床可明确监测到血清抗神经抗体的减少。神经症状轻微、进展缓慢的患者，可仅采用利妥昔单抗单药治疗；而中重度神经病变者需联合环磷酰胺、地塞米松/泼尼松，以期快速清除体内异常 IgM；其中部分迅速进展或初始 IgM 水平高（>60g/L）的患者，化疗前应先进行血浆置换。本例患者运动、感觉神经受累症状明显，影响日常生活，采用了利妥昔单抗、环磷酰胺及地塞米松联合化疗，1 个疗程化疗后症状缓解明显，随访 4 个月时 IgM 已接近正常水平。

本例患者的诊断提示，周围神经病的病因中 WM（IgM 相关性神经病变）并不常见，而 WM 患者中周围神经病变却是相对常见的症状，对以周围神经病变为首发症状的患者，筛查常见病因的同时，需考虑到 WM 的可能。

四、专家点评

WM 发病率低，尤其在亚洲人群，因此误诊和漏诊率较高；本患者病程中持续监测未曾发现血液系统异常，也为最终诊断 WM 带来困难。另外，患者以神经系统症状为首发表现，进展缓慢，曾按慢性炎性脱髓鞘治疗有效，且"治疗—缓解—复发"的表现模式亦符合慢性炎性脱髓鞘的临床特点，这也给正确诊断造成一定的干扰。

  对以周围神经病变为主要表现的患者，筛查常见病因的同时，应考虑到淋巴浆细胞疾病的可能，应常规行蛋白电泳和免疫固定电泳筛查。IgM 周围神经病的治疗关键在于降低异常 IgM 水平，以利妥昔单抗为基础的治疗方案是合适的选择。

  作者：曹欣欣

  点评者：王景文

参 考 文 献

唐鹤飞，张在强. 2015. 副蛋白血症相关周围神经病 20 例临床、电生理特点分析. 中华医学杂志，95（4）：283-285.

Anderson KC，Alsina M，Bensinger W，et al. 2012. Waldenström's macroglobulinemia/ lymphoplasmacytic lymphoma，version 2. 2013. Journal of the National Comprehensive Cancer Network，10：1211-1219.

Baehring JM，Hochberg EP，Raje N，et al. 2008. Neurological manifestations of Waldenström macroglobulinemia. Nat Clin Pract Neurol，4（10）：547-556.

Cao XX，Meng Q，Mao YY，et al. 2016. The clinical spectrum of IgM monoclonal gammopathy：A single center retrospective study of 377 patients. Leuk Res，46：85-88.

García-Sanz R，Montoto S，Torrequebrada A，et al. 2001. Waldenström macroglobulinaemia：presenting features and outcome in a series with 217 cases. Br J Haematol，115（3）：575-582.

Kasper DL，Braunwald E，Fauci AS，et al. 2005. Harrison's Principles of Internal Medicine. 16th ed. New York：McGraw-Hill Company Inc，2504.

Treon SP. 2015. How I treat Waldenström macroglobulinemia. Blood，126（6）：721-732.

Viala K，Stojkovic T，Doncker AV，et al. 2012. Heterogeneous spectrum of neuropathies in Waldenström's macroglobulinemia：a diagnostic strategy to optimize their management. Journal of the Peripheral Nervous System，17（1）：90-101.

Zara G，Zambello R，Ermani M. 2011. Neurophysiological and clinical responses to rituximab in patients with anti-MAG polyneuropathy. Clinical Neurophysiology，122（12）：2518-2522.

1.5　层层深入

以 Evans 综合征为首发表现的系统性红斑狼疮伴血栓性血小板减少性紫癜

一、病例介绍

患者女性，41岁。因发热7天，乏力伴皮肤出血点、浓茶样小便4天，于2013年3月14日收住笔者所在科室。患者于2013年3月7日无明显诱因出现发热，体温最高38℃，伴咽痛、咳嗽、咳痰，以白痰为主，偶有黄痰，自服蒲地蓝、头孢类抗生素，效果不佳。3月10日出现乏力、双下肢出血点，范围逐渐扩大至前胸、后背及颈部，伴浓茶水样小便，小便颜色全天无明显变化。至笔者所在医院急诊查血常规：WBC 9.02×10^9/L，Hb 72g/L，PLT 1×10^9/L；生化：TBil 125.6μmol/L，LDH 1833U/L，D-二聚体 964ng/ml。尿常规：潜血8～12/HP，尿蛋白≥3g/L，尿胆原16μmol/L。胸片：未见明显异常。为进一步治疗收住笔者所在科室。既往史：阑尾切除术、剖宫产术。查体：T 37.4℃，P 108次/分，患者精神差，间断烦躁不安，反应迟钝。全身皮肤黄染，可见散在出血点，以躯干部为主。浅表淋巴结未扪及。双肺呼吸音清晰，未闻及干湿啰音。心律齐，听诊无杂音。腹软，肝脾肋下未及。入院诊断：贫血、血小板减少查因——Evans综合征？

二、治疗经过

患者入院后仍有发热、浓茶样小便，查血常规：WBC 9.14×10^9/L，Hb 43g/L，PLT 10×10^9/L；RET 6.2%。生化：LDH 1341U/L，TBil 46.7μmol/L，DBil 17.5μmol/L，ALT 110U/L，AST 104U/L。结合患者浓茶水样小便，网织红细胞增高，胆红素增高，以间接胆红素为主，诊断首先考虑溶血性贫血。完善直接抗人球蛋白（Coombs）试验：阳性；ESR>140mm/h，ASO 136IU/ml，铁蛋白7223.3ng/ml。骨髓涂片：增生活跃，粒系增生较著，中幼粒细胞增多，其他各阶段细胞比值大致正常；红系晚幼红细胞增多，其他各阶段细胞比值大致正常，偶见分裂红细胞，成熟红细胞形态明显大小不等，可见嗜多色红细胞；巨核细胞全片可见67个，其中幼稚巨核细胞1个，颗粒巨细胞42个，裸核23个，产板巨细胞1个，血小板较少。外周血涂片：白细胞较多，分类中幼粒细胞占 3%，中性杆状细胞占 25%。可见 2 个晚幼红细胞；成熟红细胞形态明显大小不等，偶见泪滴红细胞；血小板较少。未见红细胞碎片。综上所述，诊断考虑自身免疫性溶血性贫血合并免疫性血小板减少，即 Evans 综合征可以明确。治疗上立即给予甲泼尼龙 80mg 静脉滴注每日一次，丙种球蛋白 20g 静脉滴注每日一次，封闭抗体，以及抗炎、止血、抑酸、保肝、营养支持等治疗。

治疗 2 天后，患者突发四肢抽搐抖动，双眼凝视上翻，意识丧失，呼之不应，伴尿失禁。查体：T 39.5℃，HR 120 次/分，意识障碍，双侧瞳孔直径约 4mm，对光反射弱，左肺可闻及少量干啰音，心律齐，无杂音，腹软，肝脾未及。双侧 Babinski 征阳性。血常规：WBC 14.48×10^9/L，Hb 48g/L，PLT 6×10^9/L。患者既往及家族中无类似情况发生，神经科会诊考虑继发性癫痫，予镇静、降颅压等治疗。患者在足量激素和丙种球蛋白冲击治疗下，不但血红蛋白和血小板没有回升，还出现了中枢神经系统症状，不禁使我们想到，在 Evans 综合征的表面之下，似乎还隐藏着更加严重的问题。分析该患者可能引起癫痫发生的原因有：①神经精神狼疮。Evans 综合征往往继发于严重的自身免疫性疾病，例如系统性红斑狼疮（SLE）。因此我们筛查了 ANA、自身抗体谱、血沉、补体等。②血栓性血小板减少性紫癜（TTP），患者在病程中已经出现了溶血性贫血、血小板减少、发热、肾功能损害和中枢神经系统症状，符合 TTP 的五联征，因此我们筛查了外周血涂片、ADAMTS 13 活性和血浆 ADAMTS 13 抑制物。③脑出血，该患者血小板最低的时候只有 1×10^9/L，有脑出血的可能，因此进行了脑 CT 检查。④代谢性脑病，患者发病以来食欲差，营养状况不佳，同时应用了大剂量激素和水化、碱化、利尿等治疗，有可能出现严重电解质紊乱。后续检查回报，血生化：TBil 61.7μmol/L，ALT 114U/L，AST 115U/L，LDH 1613U/L，Glu 21.8mmol/L，Alb 30g/L，钾、钠、氯、钙等电解质均正常。24 小时尿蛋白定量：4.48g，C3 44mg/dl，C4 11mg/dl，抗核抗体颗粒型 1：160，抗 SSA 抗体（++），Ro-52（++）。ADAMTS13 活性 0，血浆 ADAMTS13 抑制物阳性，外周血涂片未见红细胞碎片。头颅 CT 平扫未见明显出血及缺血征象。追问病史，患者幼年曾有强烈阳光照射后，出现面部皮疹的现象。由此按照 SLE 诊断标准，该患者具备：①光过敏；②肾脏病变；③血液病变；④神经病变；⑤免疫异常；⑥抗核抗体阳性。在诊断 SLE 的 11 条标准中，该患者已经满足了 6 条，考虑 SLE 诊断明确。同时 ADAMTS13 活性和血浆 ADAMTS13 抑制物的结果也完全符合 TTP 的诊断。其他血生化、脑 CT 等检查可基本排除脑出血和代谢性脑病的可能。因此考虑该患者最终诊断是：系统性红斑狼疮，狼疮性脑病，伴血栓性血小板减少性紫癜。给予血浆置换治疗，每次 2000~3000ml 血浆，甲泼尼龙 1.0g×3d 冲击治疗。经 4 次血浆置换后，患者溶血表现明显好转，尿色变浅，WBC 16.1×10^9/L，Hb 90g/L，PLT 34×10^9/L，TBil 34μmol/L。但每日仍有癫痫发作，每次持续 1~10min，表现为面部或四肢的抽搐，偶有全身复合发作。血生化显示肝肾功能损害：ALT 347U/L，AST 668U/L，LDH 2928U/L，CK 30743U/L，Cr 228μmol/L。治疗期间，患者持续发热，体温维持在 37.6～40.5℃，PCT 3.3，多次行痰培养、血培养均为阴性，先后给予注射用头孢哌酮钠舒巴坦钠、注射用美罗培南+替考拉宁抗感染治疗，效果欠佳。3 月 22 日上午 9 点 20 分，患者突发心率下降，呼吸减慢，血压测不到，经积极抢救无效，宣布临床死亡。

三、诊疗体会

Evens 综合征是 SLE 少见而严重的并发症，仅见于约 2%的患者。狼疮性脑病是 SLE 在中枢神经系统的表现，轻者只有偏头痛、性格改变、记忆力减退或轻度认知障碍，严重的可以表现为昏迷、癫痫持续状态等。TTP 是一种少见但危及生命的微血管血栓性出血综合征，TTP 引起的脑病是微血管内血小板血栓形成在中枢神经系统的表现。该患者在出现癫痫大发作后，结合血小板下降、发热、24h 尿蛋白 4.8g，高度怀疑 TTP 的可能，但是也有一点疑问，因为该患者 Coombs 试验阳性。TTP 的鉴别诊断需要排除自身免疫性溶血性贫血，所以 TTP 的 Coombs 试验往往是阴性的。为此我们也查阅了相关文献，有学者回顾分析了 1999～2011 年国内外报道的 105 例 SLE 相关性 TTP 的文献，其中 80 例患者行直接 Coombs 试验，62 例阴性，18 例阳性。这说明 Coombs 试验阳性并不能完全排除 TTP，尤其是 SLE 相关性 TTP。这可能是因为 SLE 同时产生了破坏红细胞和 ADAMTS13 的抗体所致。因此我们认为该患者 TTP 的诊断是成立的，癫痫的发生是狼疮性脑病和 TTP 共同作用所致。

TTP 早期的死亡率很高，在应用血浆置换治疗之后，疗效有了显著的改善。因此我们也立即给患者进行了血浆置换，同时增加了免疫抑制剂的剂量，给予甲泼尼龙 1.0g×3d 冲击治疗。经过四次血浆置换后，患者的临床表现好转，血红蛋白、血小板升高，胆红素下降。遗憾的是，在第五次血浆置换前，患者突发血压、心率下降，经积极抢救无效而死亡。分析患者预后凶险的原因，可能是 SLE 继发 TTP 同时合并了狼疮性脑病导致了患者不良的预后。

四、专家点评

血栓性血小板减少性紫癜，是临床上的危重急症，若不及时治疗，病死率很高。TTP 可以分为遗传性和获得性，随着对病因研究的不断深入，遗传性 TTP 的基因突变被大量发现，这些基因突变往往与编码 ADAMTS13 的酶有关。而获得性 TTP 与免疫功能紊乱有关，大多数病因不明，少部分继发于系统性红斑狼疮或肿瘤性疾病。随着对 TTP 致病因素和发病机制的不断深入研究，也促使了一些新药在 TTP 治疗中应用，例如利妥昔单抗、重组 ADAMTS13 等。但血浆置换仍然是目前 TTP 最基本和最佳的治疗方法。本例患者 TTP 继发于 SLE 同时合并狼疮性脑病使病情更为复杂、治疗更困难、预后更为凶险。

作者：李江涛
点评者：周道斌

参 考 文 献

李娅. 2012. 105 例系统性红斑狼疮相关性血栓性血小板减少性紫癜文献回顾分析（1999-2011）. 硕士学位论文.

中华医学会风湿病学分会. 系统性红斑狼疮诊断及治疗指南. 2010. 中华风湿病学杂志，14（5）：342-346.

Costallat GL，Appenzeller S，Costallat LT . 2012. Evans syndrome systemic lupus erythematosus：clinical presentation outcome. Joint Bone Spine，79（4）：362-364.

Joly BS，Coppo P，Veyradier A. Thrombotic thrombocytopenic purpura. Blood，2017，129（21）：2836-2846.

Raval JS，Mazepa MA，Brecher ME，et al. 2014. How we approach an acquired thrombotic thrombocytopenic purpura patient . Transfusion，54（10）：2375-2382.

1.6 红细胞去哪了

血管免疫母细胞 T 细胞淋巴瘤合并贫血的诊治

一、病例介绍

患者女性，30 岁。2013 年 6 月起患者无明显诱因咳嗽、腹胀，B 超提示双侧颌下、颈部、锁骨上下多发肿大淋巴结。后症状进行性加重，迅速出现胸部、腹部、盆腔积液，CT 提示肝脾大，腹膜增厚，腹腔腹膜后多发肿大淋巴结。腹腔穿刺引流见黄色浑浊腹水，病理见异型淋巴样细胞。颈部淋巴结活检示非霍奇金血管免疫母细胞 T 细胞淋巴瘤（angioimmunoblastic T-cell lymphoma，AITL）；免疫组化：CD3（较多+），Ki-67（50%+），CXCL13（散在+），EBER（-），TCR 重排（+）；骨髓涂片提示增生性骨髓象，有核细胞不少，粒系各阶段细胞比例大致正常，红系晚幼红细胞较多，占 16.5%，可见有核红细胞造血岛和红细胞分裂象，成熟红细胞形态轻度大小不等；巨核细胞易见，血小板不少。骨髓活检：骨髓增生中等，造血组织占 60%～70%，三系均增生活跃，比例大致正常；免疫组化未见淋巴瘤细胞。骨髓免疫分型亦未发现淋巴瘤细胞浸润；患者合并发热，无盗汗，自觉消瘦，体重变化不明显（胸腹水增长迅速），完善感染相关筛查除外感染，考虑发热为淋巴瘤 B 症状，诊断为"非霍奇金血管免疫母细胞淋巴瘤Ⅳ期 B"。血常规：WBC 9.09×10^9/L，NEUT 82.5%，LYM 7.5%，RBC 3.74×10^{12}/L，Hb 97g/L，RET# 0.131×10^{12}/L，RET% 4%，MCV、MCH 及 MCHC 均正常，PLT 306×10^9/L。生化：肝肾功能大致正常，总胆红素及直接胆红素均不高，LDH 276U/L；血清铁 5.16μmol/L，铁蛋白 52.8ng/ml，转铁蛋白 118mg/dl；叶酸 5.02ng/ml 及维生素 B_{12} 266.1pg/ml；直接 Coombs 试验（+），血 IgA 降低，其他免疫球蛋白均正常，自身抗体谱均阴性。贫血原因考虑合并自身免疫性溶血性贫血，可能与 AITL 容易合并自身免疫异常相关，治疗以原发病为主，遂予 EPOCH 方案（具体方案：长春地辛 1mg+依托泊苷 75mg+盐酸表柔比星 20mg d1～d4，环磷酰胺 1.1g d5，泼尼松 90mg d1～d5）化疗 3 个疗程，复查 CT 提示颈部、锁骨上窝、腋窝、腹主动脉旁、双侧髂血管旁及两侧腹股沟区淋巴结较前减少、变小，原右侧胸腔积液、腹水基本消失，腹膜增厚较前明显减轻，肝脾大较前略减轻，评价为部分缓解。患者肺部新出现弥漫性磨玻璃影，完善检查除外感染，考虑药物相关性肺间质病变可能，予甲泼尼龙 40mg 静脉滴注治疗 5 天，复查胸部 CT 提示明显好转，后序贯口服激素治疗，双肺弥漫性磨玻璃影吸收。患者在行化疗 4 个疗程前血常规提示血红蛋白进行性下降，最低降至 42g/L，伴明显乏力、心悸，需要间断输血。

二、临床诊治经过

原发病治疗：虽然原 EPOCH 方案治疗有效，但该患者发生较严重的药物相关性间质性肺病，考虑原方案中环磷酰胺导致药物性间质性肺病可能性大，予调整化疗方案为 Gemox 1 个疗程，GDP 2 个疗程。化疗后复查颈胸部、腹部、盆腔 CT 提示全身肿大淋巴结较前均继续缩小；考虑患者原发病为高度侵袭性，且经多个疗程化疗未达到完全缓解，给予自体外周血造血干细胞移植治疗，移植过程顺利，现移植后随访 2 年，原发病稳定。

贫血诊治：患者既往曾有 Coombs 试验阳性伴轻度贫血，化疗造血恢复后再发贫血进行性加重，WBC 6.81×10^9/L，RBC 1.44×10^{12}/L，Hb 42g/L，PLT 400×10^9/L，RET% 0.27%，RET# 0.007×10^{12}/L，多次复查 Coombs 试验均阴性，总胆红素及直接胆红素正常，LDH 142U/L，酸溶血（−），尿含铁血黄素（−），CD55、CD59 正常，叶酸 7.10ng/ml，维生素 B_{12} 1350pg/ml，铁蛋白 254.5ng/ml，予输血及对症支持治疗，血红蛋白仍呈进行性下降，最低降至 42g/L（表 1.6.1）。

表 1.6.1　治疗期间部分血常规结果

化疗时间 （年-月-日）	检查时间 （年-月-日）	WBC（$\times 10^9$/L）	Hb（g/L）	PLT（$\times 10^9$/L）	RET（$\times 10^{12}$/L）
2013-07-24	2013-07-16	9.09	97	306	0.131
	2013-08-04	0.39	70	108	
2013-08-16	2013-08-16	3.08	82	124	
	2013-08-21	3.53	74	266	
2013-09-07	2013-09-06	4.37	74	335	
	2013-09-12	2.92	64	447	
2013-10-10	2013-10-08	2.97	69	415	
	2013-10-17	2.64	70	145	
2013-11-12	2013-11-02	6.81	42	400	0.007
	2013-11-20	4.06	86	165	
2013-12-13	2013-12-12	3.33	42	400	0.002
	2013-12-24	2.09	76	132	

为明确贫血病因，复查骨髓穿刺，骨髓涂片：有核细胞增多，分类粒系以中晚幼粒细胞增多为主，幼稚粒细胞各阶段均增高，嗜酸粒细胞较多，嗜碱粒细胞

可见；红系增生明显受抑，偶见原始、早幼红细胞，其他各阶段细胞缺如，成熟红细胞形态大小不等；巨核细胞可见，血小板不少。骨髓活检：造血组织增生减低，容积比约 40%，未见肿瘤。患者骨髓检查符合纯红再障（pure red cell aplasia，PRCA）表现，完善 PRCA 病因检查，多次颈胸部 CT 检查均未见胸腺瘤，AITL 发病时未合并 PRCA，并且原发病在好转，不支持原病导致的 PRCA。行人类细小病毒（HPV）B19 核酸检测：>10^9 拷贝/ml，考虑合并 HPV B19 感染相关的 PRCA，给予丙种球蛋白 10g/d×5d，血红蛋白逐渐恢复至 105g/L。停药后 1 个月左右，血红蛋白再次下降至 42g/L，网织红细胞降低，溶血相关检查无异常，HPV B19 核酸检测为阳性，>10^9 拷贝/ml；再次给予丙种球蛋白 10g/d×5 天，血红蛋白再次升高至 113g/L，复查 HPV B19 为阴性，此期间患者完成自体造血干细胞移植。移植后 6 周患者血红蛋白再次下降至 60g/L，HPV B19 核酸检测再次转为阳性，再给予丙种球蛋白治疗后患者贫血纠正，HPV B19 核酸检测转阴后贫血未再反复。

三、诊疗体会

AITL 是一类较特殊的外周 T 细胞淋巴瘤，占非霍奇金淋巴瘤的 2%～5%。AITL 的临床症状及体征包括体重减轻、发热、寒战、贫血、皮疹、肝脾大、淋巴结大、血小板减少及多克隆高丙种球蛋白血症。本例患者起病较急，病情进展迅速，发病时全身广泛受累伴随 B 症状，合并贫血，Coombs 试验阳性，骨髓红系增生明显活跃，结合 AITL 患者自身免疫系统异常的发生率较高，考虑本例患者起病时轻度贫血，诊断为 AITL 合并自身免疫性溶血性贫血。

该患者化疗过程中出现进行性加重的贫血，其原因有：①化疗导致骨髓抑制。化疗导致的骨髓抑制常常表现为三系减少，该患者发生严重贫血时白细胞及血小板均大致正常；并且患者发生红细胞明显降低的时间与通常化疗后骨髓抑制的时间不一致，并且与化疗没有明确的时间关系，多次贫血发生时间距离停化疗 2 周至 1 个月不等，不支持该诊断。②淋巴瘤继发免疫性溶血性贫血。虽然本例患者发病时合并溶血性贫血，患者化疗过程中间断应用了大量的免疫抑制剂，患者处于免疫抑制状态，且临床无黄疸、酱油色尿等临床表现，实验室检查无溶血证据，故不支持该诊断。③淋巴瘤累及骨髓。AITL 侵袭性较强，易累及骨髓，但本例患者发病时骨髓未受累，治疗过程中原发病在控制中，原发病进展累及骨髓可能性小。④营养性贫血。如缺铁性贫血、叶酸和/或维生素 B_{12} 缺乏性贫血，患者反复化疗，食欲较差，存在营养性贫血可能，需要进一步检查除外。⑤合并其他原因的贫血，包括 MDS、PRCA 及急性白血病等均需要考虑进一步检查以明确诊断。患者完善骨髓穿刺检查，结果提示符合 PRCA，结合患者年龄，不考虑先天性 PRCA，继发性 PRCA 中胸腺瘤继发最为常见，患者多次 CT 检查未提示胸腺瘤；其他可能继发原因还包括淋巴增殖性疾病、自身免疫性疾病、某些药物及感染性疾病等。我们对该患者排查了自身抗体均阴性，原发病发病时未合并 PRCA，并且原发病在控制中，除化疗外无常见诱发 PRCA 的药物（如异烟肼、氯霉素、硫唑嘌呤等）用药史；血 HPV B19 病毒核酸检测显示高滴度阳性，考虑符合 HPV B19 病毒感染继发 PRCA，给予丙种球蛋白治疗后血红蛋白迅速上升；停药后 1 个月左右血红蛋白再次下降，考虑病毒复燃，复查 HPV B19 病毒核酸再次提示阳性，应用丙种球蛋白治疗再次有效，血红蛋白恢复后复查病毒转阴；随后贫血三次反复时复查病毒滴度提示阳性，丙种球蛋白治疗依然有效，确定该患者为 AITL 基础上合并 HPV B19 病毒感染导致的 PRCA。

四、专家点评

本例 AITL 患者发病时合并自身免疫性溶血性贫血，治疗过程中再次发生了难以用原发病解释的重度贫血，结合患者免疫抑制状态、网织红细胞及骨髓检查结果，最终确诊为合并 HPV B19 病毒感染继发 PRCA。因此，当患者在诊治过程中出现难以用原发病或治疗解释的贫血时，需要警惕其他病因导致贫血的可能，应及时完善相关检查，明确诊断。

作者：冯茹
点评者：周道斌

参 考 文 献

Erslev AJ. 1995. Pure red cell aplasia//Beutler E，Lichtman MA，Coller BS，et al，eds. Williams Hematology. New York：McGraw-Hill，448-456.

Iannitto E，Ferreri AJ，Minardi V，et al. 2008. Angioimmunoblastic T-cell lymphoma. Crit Rev Oncol Hematol，68（3）：264-271.

Mourad N，Mounier N，Briere J，et al. 2008. Clinical，biologic，and pathologic features in 157 patients with angioimmunoblastic T-cell lymphoma treated within the Groupe d'Etude des Lymphomes de l'Adulte（GELA）trials. Blood，111（9）：4463-4470.

The Non-Hodgkin's Lymphoma Classification Project. 1997. A clinical evaluation of the International Lymphoma Study Group classification of non-Hodgkin's lymphoma. Blood，89（11）：3909-3918.

1.7 吹尽狂沙始到金

以眼葡萄膜炎为首发表现的急性双表型白血病复发1例

一、病例介绍

患者男性，25 岁。2009 年 10 月患者因腹痛、腹泻、发热就诊。血常规：WBC 28.55×10⁹/L～36.95×10⁹/L。骨髓形态学提示增生 I 级，M∶E=32∶1，原始淋巴细胞比例 73%。免疫分型提示异常细胞群占 60.79%，表达 CD19、CD2、CD7、cCD3、cCD79a。诊断为"急性淋巴细胞白血病（T/B 双表型）"。后于笔者所在医院复查骨髓穿刺，形态学提示增生极度活跃，淋巴细胞极度增生，原始、幼稚淋巴细胞比例分别为 32.5% 和 55.5%，PAS（+）。免疫分型提示 R3 占 77.69%，CD7⁺CD34⁺（49%），CD7（99%），CD2（77%），CD3（87%），CD8（87%），TCR-a-B-1（91%），CD38（95%），CD10⁺CD19⁺（42%），CD19（94%），CD13（97%），PgP（76%），CyCD79a（25%），CD56（93%，CyCD3（93%），CD117（47%），为原始幼稚淋巴细胞群，符合急性淋巴细胞白血病（acute lymphoblastic leukemia，ALL）T/B 双表型。染色体核型分析提示：45，XY，-8，der（9），t（8；9），（q12，p12）/46，XY，融合基因无异常。

凝血功能检查发现 PT、APTT 延长，D-二聚体 75 000ng/ml，PLT 降低，考虑合并弥散性血管内溶血，予纤维蛋白原及血浆、血小板输注等治疗后好转。于 2009 年 11 月 25 日开始予 VDCLP 方案化疗 1 个疗程，评估提示未缓解；2009 年 12 月 21 日行 CAM 方案化疗，治疗后评估达血液学缓解。2010 年 1 月 15 日行腰椎穿刺，脑脊液流式检测提示 0.13%表达 CD7，可疑部分表达 CD19、CD10，可疑为恶性幼稚淋巴细胞（T/B）双表型，考虑合并中枢神经系统白血病，遂多次行阿糖胞苷、甲氨蝶呤联合地塞米松鞘内注射，后脑脊液流式细胞检查提示转阴。同时行白血病巩固化疗，2010 年 1 月 19 日行 MTX+L-ASP 方案化疗；2010 年 2 月 17 日行 MA 方案化疗；2010 年 3 月 18 日及 2010 年 4 月 28 日行吡柔比星+长春地辛+6MP+Dex+L-Asp 方案化疗 2 个疗程。患者持续为完全缓解状态。

治疗过程中多次发生粒细胞缺乏合并细菌及真菌感染，曾用多种抗生素及抗真菌药物治疗。并曾于第 4 个疗程化疗后的骨髓抑制期发生感染性心内膜炎，经积极抗感染治疗后好转。

2010 年 5 月 19 日患者为行异基因造血干细胞移植入院，复查骨髓穿刺及免疫分型仍为完全缓解状态。在移植前准备过程中，于 2010 年 5 月 23 日出现右眼结膜轻度充血。于 2010 年 6 月 4 日，即入仓次日出现右眼视物模糊，视力进行性下降，眼痛，直至双眼失明。

二、临床诊治经过

眼部病变的诊断：患者出现眼部症状后，曾用利福平滴眼液、左氧氟沙星滴眼液及妥布霉素地塞米松滴眼液治疗，无效。立即行眼科检查，提示右眼前手动，右眼睫状充血，右眼前节混浊积脓，测眼压：OD 34mmHg。诊断为右眼葡萄膜炎、右眼继发青光眼可能性大。给予甘露醇静脉滴注降眼压，盐酸卡替洛尔滴眼液及酒石酸溴莫尼定滴眼液等治疗，症状仍无改善。后予球旁注射妥布霉素、地塞米松，效果不佳。2010 年 6 月 7 日患者右眼视力下降为光感，剧烈眼痛，双眼睫状充血。行眼科 B 超检查未见异常，FFA 眼底荧光造影示左眼白血病视网膜病变，右眼虹膜新生血管。2010 年 6 月 8 日患者眼痛剧烈、左眼受累，经同仁医院眼科、协和医院眼科会诊，考虑为内源性眼内炎。2010 年 6 月 8 日行第一次前房穿刺，穿刺物涂片见可疑微生物，细菌及真菌培养阴性。2010 年 6 月 11 日行第二次前房穿刺，培养仍为阴性。2010 年 6 月 15 日行第三次右眼前房穿刺，穿刺物行涂片检查可见大量结构不清、形态规整的细胞，大小较一致，疑似全为幼稚淋巴细胞，考虑 ALL 组织浸润；穿刺物同时行免疫分型检查，结果提示：R2 占 96.58%（占全部有核细胞）；表达 CD7（98%），CD19（64%），CD7$^+$CD19$^+$（64%）。细胞表型与患者初诊时骨髓白血病细胞免疫表型一致，确诊为白血病性眼病。

患者逐渐出现头痛，睾丸肿痛进行性加重等症状。2010 年 6 月 22 日复查骨髓穿刺，骨髓免疫分型提示 63.07%为恶性幼稚淋巴细胞；复查腰椎穿刺，脑脊液流式细胞检查亦提示白血病细胞，白血病全面复发。

复发后治疗：2010 年 6 月 22 日予复发后首程化疗（盐酸伊达比星+替尼泊苷+地塞米松+培门冬酶），后达血液学完全缓解。遂先后行巩固化疗 3 个疗程（大剂量阿糖胞苷+地塞米松+培门冬酶）。其间多次行鞘内注射化疗（甲氨蝶呤+地塞米松方案或甲氨蝶呤+阿糖胞苷+地塞米松方案），患者视力明显好转，头痛基本消失，睾丸恢复正常。

2010 年 11 月疾病再次复发，并累及视神经及脊髓，先后予全脑、全脊髓及眼部定位放疗，同时联合化疗，后症状缓解。2011 年 1 月再度复发后仍行多程化疗，并不断调整方案，但症状仅可获得短暂缓解，复又进展。最终患者由于白血病广泛侵犯，多个器官系统功能障碍，同时合并严重感染导致感染性休克，于 2011 年 3 月 21 日死亡。

三、诊疗体会

混合表型急性白血病（mixed phenotype acute leukemia，MPAL）是一种少见的急性白血病，其发病率占成人急性白血病（AL）的 2%～5%。其中以髓系和 B 系抗原共表达（M/B）、髓系和 T 系抗原共表达（M/T）最为常见，而 B 系和 T 系共表达（B/T）较为罕见。本例患者经骨髓形态学及免疫分型检查，参照 WHO 2008 造血及淋巴组织肿瘤分类的标准，以及 1998 EGIL 标准，确诊为急性 T/B 双表型白血病，伴髓系抗原表达（T 系积 6.5 分，B 系积 3 分，髓系积 2 分）。

MPAL 具有髓外浸润发生率高、易复发、疗效差、生存期短等临床特征。根据国内外相关报道，MPAL 化疗后 2 年 OS 率为 39.4%～48%，中位 OS 从 7 个月至 14.8～18 个月。目前认为异基因造血干细胞移植（allo-HSCT）是唯一可能治愈 MPAL 的方法。本例患者发病之初还存在高白细胞、复杂核型，1 个疗程诱导化疗后未缓解，中枢神经系统白血病等，考虑为高危患者，预后极差，故化疗取得疾病缓解后，尽快行异基因造血干细胞移植为其首选治疗方案。该患者经过 2 个疗程诱导化疗达到完全缓解，随后接受了 4 个疗程巩固化疗及多次鞘内注射化疗，同时积极进行移植前准备，拟行异基因造血干细胞移植，其间疾病持续处于完全缓解状态。

患者在移植入仓之前开始出现眼部症状，首先为结膜充血，后伴随视力下降、眼痛等。眼科会诊诊断为葡萄膜炎并继发青光眼，并予多种滴眼液、甘露醇、局部激素注射等专科治疗，但疗效差。考虑患者眼部病变存在如下可能性：①眼部感染，患者表现为结膜充血、眼痛、前房积脓等，并由于原发病而存在免疫缺陷，不除外感染的可能性，病原体包括细菌、真菌、螺旋体、病毒、寄生虫等，但两次房水细菌及真菌培养均为阴性结果，缺乏证据。②自身免疫性葡萄膜炎，由致病抗原（如视网膜可溶性抗原、视网膜光感受细胞间结合蛋白等）诱发异常免疫应答，通过特异性细胞毒作用、免疫复合物反应、迟发型超敏反应等导致葡萄膜炎症和损伤，本例患者因原发病治疗处于免疫抑制状态，且局部激素治疗无效，不支持该诊断。③伪装综合征，此为类似眼部炎症而实际并非眼部炎症的一组眼病，多用于描述眼部的恶性肿瘤，可伪装为眼部炎症的血液系统恶性肿瘤包括眼内淋巴瘤、眼表淋巴瘤、白血病。其中白血病相关的伪装综合征以 ALL 最多见。结合患者原发病的诊断和分型，需考虑白血病累及眼部的可能。④其他，如眼外伤、眼内毒物或刺激物反应等，本例患者并无相关病史。为确定病因，行眼底荧光造影示左眼白血病视网膜病变，右眼虹膜新生血管，高度怀疑眼白血病可能，后经前房穿刺、穿刺物涂片及流式细胞学检查得以确诊。随后患者很快出现中枢神经系统及睾丸受累症状，骨髓检查提示疾病全面复发。复发后通过全身化疗及鞘内注射化疗，病情一度达到完全缓解，且眼部症状基本消失。但之后反复复发，治疗十分棘手，曾在化疗基础上先后行全脑放疗、全脊髓放疗及眼部定位放疗，病情短暂缓解又迅速进展，最终因多器官功能衰竭及感染性休克死亡。

四、专家点评

白血病性眼病起病隐匿，临床表现缺乏特异性，极易误诊或漏诊。如为急性白血病复发的首发表现，常因骨髓仍处于缓解状态，对医生造成误导，直至疾病全面复发，才得以诊断，从而贻误最佳治疗时机。因此对于急性白血病患者，尤其是处于缓解状态的患者，一旦出现眼部症状，应考虑到白血病累及眼部的可能性，尽快完善确诊检查及白血病的全面评估。

作者：田园
点评者：周道斌

参 考 文 献

Bene MC. 2009. Biphenotypic, bilineal, ambiguous or mixed lineage: strange leukemias. Haematologica, 94 (7): 891-893.

Deffis-Court M, Alvarado-Ibarra M, Ruiz-Argüelles GJ, et al. 2014. Diagnosing and treating mixed phenotype acute leukemia: a multicenter 10-year experience in México. Ann Hematol, 93 (4): 595-601.

Yan L, Ping N, Zhu M, et al. 2012. Clinical, immunophenotypic, cytogenetic, and molecular genetic features in 117 adult patients with mixed-phenotype acute leukemia defined by WHO-2008 classification. Haematologica, 97 (11): 1708-1712.

1.8 两个肿瘤一种疾病

慢性淋巴细胞白血病转化 Richter 综合征 1 例

一、病例介绍

患者男性，60 岁。2011 年 2 月患者无明显诱因发现左耳后、左锁骨上、颈部、左腋下、双侧腹股沟、颌下淋巴结无痛性进行性肿大。查体可见全身多发浅表淋巴结肿大，直径 1.0～2.5cm，质硬，活动可，无压痛，轻度脾大。血常规示 WBC $34.24×10^9$/L，LYM 80.5%，Hb 136g/L，PLT $247×10^9$/L。外周血涂片示白细胞数明显增多，淋巴细胞占 73%。生化：肝肾功能正常，LDH 164U/L；血清$β_2$-微球蛋白 3.76mg/L。PET/CT 提示全身多发淋巴结肿大（累及双侧颌下、颏下、颈部、锁骨上、纵隔、腋窝、膈脚后方、腹腔、盆腔及腹股沟），较大者位于右侧盆腔髂血管旁，大小约 4.9cm×4.4cm，代谢活性稍高至增高，SUV_{max} 1.3～3.6，符合淋巴瘤表现；双侧皮下散在数个小结节，代谢活性稍增高，淋巴瘤累及可能。骨髓穿刺提示骨髓增生明显活跃，淋巴细胞显著增生占 83.5%，以成熟淋巴细胞为主，幼淋占 9.5%。骨髓活检可见大量小 B 淋巴细胞，CD5 及 CD23（++）。免疫分型提示异常淋巴细胞群占 64.62%，表达 $CD5^+CD19^+$（98%），$CD23^+$（91%），$CD20^+$（92%），sIgM（60%），lambda（93%），cyZAP70（11.94%）；不表达 CD10，CD38，FMC7，kappa。按照慢性淋巴细胞白血病的英国马斯登皇家医院（RMH）免疫标志积分系统计算为 3 分。左颈部淋巴结活检病理：非霍奇金淋巴瘤，符合慢性淋巴细胞淋巴瘤/小淋巴细胞淋巴瘤，低度侵袭性。免疫组化：CD5（+++），CD23（+++），CD3（+），CD20（++），CD10（-），cyclin D1（-），Bcl-2（+/-），Ki-67（30%）。染色体核型分析：46，XY/46，XY，7q-（15/5），患者因经济问题未行 FISH 检测。

结合患者临床表现及辅助检查结果，诊断为慢性淋巴细胞白血病（Rai II 期；Binet B 期），给予 R-CHOP 方案（具体方案：利妥昔单抗 375mg/m² d0，环磷酰胺 750mg/m²+多柔比星脂质体 20mg/m²+长春地辛 4mg d1，泼尼松 100mg d1～d5）化疗 2 个疗程后，查体发现淋巴结缩小不明显，且患者出现持续室性早搏二联律，超声心动图提示左室舒张功能减低，EF 值 72%。复查血常规：WBC $7.21×10^9$/L，NEUT 62%，LYM 21%，Hb 123g/L，PLT $192×10^9$/L。遂加用普罗帕酮 150mg bid 口服，改为 FCR 方案（具体方案：利妥昔单抗 375mg/m² d0，氟达拉滨 25mg/m²+

环磷酰胺 200mg/m^2 d1～d3）化疗 4 个疗程，后复查血常规：WBC 2.95×10^9/L，NEUT 65%，LYM 32.5%，Hb 133g/L，PLT 135×10^9/L。颈部增强 CT：颈部多发淋巴结肿大，最大者位于颌下，短径约 8mm。胸部 CT：右肺上叶后段多发结节，考虑感染可能；两肺多发微结节；纵隔及双侧腋窝多发小淋巴结，胰腺周围多发淋巴结，最大短径小于 10mm。腹部 CT：腹腔及腹膜后多发小淋巴结，最大者不足 1.0cm。盆腔 CT：两侧髂血管旁多发肿大淋巴结，大者短径约 2.1cm。外周血免疫分型：异常淋巴细胞群占 23.85%，表达 CD5（88%），不表达 CD19、CD23、FMC7、CD10、CD20、CD22，为 T 淋巴细胞群。综合评估疗效为部分缓解，遂停止化疗。患者于 2014 年 2 月出现上唇肿胀、溃烂再次就诊。

二、诊治经过

入院后完善化验检查，血常规 WBC 5.0×10^9/L，NEUT 38.2%，LYM 47.2%，Hb 136g/L，PLT 157×10^9/L。生化：肝肾功能大致正常，LDH 245U/L；血清β$_2$-微球蛋白 5.57mg/L。上唇活检：弥漫大 B 细胞淋巴瘤，活化 B 细胞来源。免疫组化：CD20（+++），CD3（-），CD10（-），Bcl-6（-/+），CD5（-），CD23（-），Mum-1（-/+），CD79a（+），CD21（-），Ki-67（70%）。

复查骨髓穿刺提示骨髓增生明显活跃，淋巴细胞显著增生，占 74.5%，以成熟淋巴细胞为主，幼淋占 4.5%。外周血涂片示成熟淋巴细胞较多，占 40%。骨髓活检：结合免疫分型，符合小 B 细胞淋巴瘤，累及骨髓，未见大 B 细胞淋巴瘤。外周血免疫分型示异常淋巴细胞群占 72%，表达 CD5、CD19、CD23、CD20，提示仍为慢性淋巴细胞白血病。PET-CT 提示上唇软组织增厚，代谢活性增高，SUV$_{max}$13.6，新出现，符合淋巴瘤表现；全身多发大小不等的淋巴结，大部分较前缩小，部分无明显变化，代谢活性均较前不同程度减低。

综合分析，患者骨髓依然为慢性淋巴细胞白血病的表现，但上唇活检符合弥漫大 B 细胞淋巴瘤表现（IA 期 E，IPI 1 分）。由于患者的弥漫大 B 细胞淋巴瘤是在慢性淋巴细胞白血病的治疗过程中发生，故考虑 Richter 综合征可能。在 2014 年 4 月先后予 R-CHOP、R-CHOPE（在 R-CHOP 的基础上联合 VP16 100mg d1～d3）及 R-GDP 方案（具体方案：利妥昔单抗 375mg/m^2 d0，吉西他滨 1g/m^2 d1、d8，顺铂 75mg/m^2 d1，地塞米松 40mg d1～d4）治疗，但效果不佳，患者在治疗过程中出现上唇肿胀进行性加重，胸部 CT 示双侧腋窝淋巴结较前增多，部分稍增大，纵隔多发淋巴结较前增大，考虑疾病仍在进展，遂于 2014 年 5～9 月在 R-GDP 方案的基础上加用硼替佐米（硼替佐米 1.3mg/m^2 d1、d8）共 5 个疗程，过程中患者上唇肿胀较前减轻，后复查 PET-CT 提示：上唇软组织增厚已不明显，放射性摄取较前明显减低，SUV$_{max}$1.8；体部多发大小不等淋巴结，部分肿大并融合，累及颏下、双侧颌下、颈动脉间隙、颈后间隙、锁骨上窝、腋窝、纵隔、膈肌脚、腹腔、盆腔、肠系膜、腹膜后间隙及双侧腹股沟区，较前明显增多，大部分较前明显增大，部分新出现，放射性摄取较前稍增高，SUV$_{max}$3.2，考虑原高代谢活性的唇部弥漫大 B 细胞淋巴瘤 CR，原低代谢活性的 CLL 再次进展，2014 年 10 月开始给予 FC 方案化疗 2 个疗程，患者查体发现浅表淋巴结明显缩小，CT 检查示胸腔、腹腔及盆腔淋巴结明显缩小，提示 CLL 病变好转。上唇软组织未见异常。

三、诊疗体会

该患者为老年男性，以淋巴细胞增多及全身淋巴结无痛性进行性肿大为主要临床表现，从免疫分型看，患者 CD5 和 CD23 阳性，FMC7 阴性，sIg 阳性，积分为 3 分，进一步通过免疫组化证实患者 cyclin D1（-），故排除套细胞淋巴瘤，诊断 CLL 成立。因为 CLL 表现为惰性病程，早期的强烈化疗并不能改善患者预后，因此并不是所有患者都需要治疗，按照指南推荐，符合以下指征的患者需要治疗：①进行性骨髓衰竭的证据，表现为血红蛋白和/或血小板进行性减少。②巨脾（如左肋缘下>6cm）或进行性或有症状的脾大。③巨块型淋巴结肿大（如长径>10cm）或进行性或有症状的淋巴结肿大。④进行性淋巴细胞增多，如 2 个月内淋巴细胞增多>50%，或淋巴细胞倍增时间（LDT）<6 个月。初始淋巴细胞<30×10^9/L，不能单凭 LDT 作为治疗指征。⑤淋巴细胞计数>200×10^9/L，或存在白细胞淤滞症状。⑥自身免疫性溶血性贫血（AIHA）和/或免疫性血小板减少症（ITP）对皮质类固醇或其他标准治疗反应不佳。⑦至少存在下列一种疾病相关症状：a.在以前 6 个月内无明显原因的体重下降≥10%；b.严重疲乏（如 ECOG 体能状态≥2；不能进行常规活动）；c.无感染证据，体温超过 38℃≥2 周；d.无感染证据，夜间盗汗>1 个月。⑧临床试验，符合所参加临床试验的入组条件。不符合上述治疗指征的患者，每 2～6 个月随访 1 次，随访内容包括临床症状及体征、肝/脾/淋巴结肿大情况和血常规等。该患者进行性淋巴结肿大，有治疗指征。

Richter 综合征是指慢性淋巴细胞白血病（CLL）或者其他惰性淋巴瘤在治疗过程中出现向侵袭性淋巴瘤的转化，其中以转化为 DLBCL 最为常见（95%～99%），也可转化为霍奇金淋巴瘤（1%～5%）。依据两者的克隆关系可分为两种类型，一种是 DLBCL 克隆由 CLL 发展而来（80%～90%），另一种是 DLBCL 克隆与原 CLL 无关。本例患者在 CLL 诊断 3 年后发生 DLBCL，符合 Richter 综合征的诊断，但两者的克隆关系不明确。按照国内外的资料，CLL 患者出现 Richter 的发生率为 2.3%～16.2%，并且随病程的延长发生率逐步升高。有研究发现，一些遗传学特征（例如 Bcl-2、CD38 阳性等）、临床特征（发病时伴大肿块或弥漫淋巴结肿大）、生物学因素（NOTCH11 突变等）及治疗因素（如接受烷化剂联合嘌呤类似物拮抗剂的治疗方案等）可能与 Richter 的转化有关。完善遗传学特征检查及分子突变检查有可能预测 Richter 综合征转化的高危患者。

Richter 综合征的治疗，根据指南推荐，对于转化为 DLBCL 的 CLL 患者，首选治疗为 R-CHOP 化疗，但这些患者通常治疗困难，预后不佳。如本例患者，虽然及时给予 R-CHOP±VP16 等化疗方案，但病情仍快速进展。根据国外指南，对于常规化疗方案疗效不佳的 Richter 转化患者，可以考虑进入临床试验。其中加用硼替佐米就是一个可能有效的试验性方案。对于活化细胞型的弥漫大 B 细胞淋巴瘤，硼替佐米可以通过抑制 IκB-α 降解从而抑制 NF-κB 信号转导通路。将硼替佐米应用于活化细胞型细胞株，可以发现 NF-κB 调控基因表达产物，如 IκB-α、Bcl-2、Bcl-Xl 及存活素等水平的下降，通过线粒体凋亡途径诱导细胞凋亡。有研究发现，在 R-CHOP 化疗方案基础上加用硼替佐米可以提高活化细胞型的疗效而使其获得与生发中心型患者相似的预后。该患者使用 R-GDP 联合硼替佐米的方案治疗后，上唇病变基本消失，但出现了 CLL 的再次进展，给予 FC 化疗病情缓解。对于年轻（<60 岁）、一般情况好的患者，有研究建议可以给予自体或异基因造血干细胞移植，对于 CR 或者 PR 的 Richter 转化患者，自体造血干细胞移植后 3 年的累计生存率可达到 59%。另外，一些新药，如依鲁替尼、抗 PD-1 抗体、Bcl-2 拮抗剂及 NOTCH11 抑制剂等的出现，为 Richter 转化的患者提供了新的治疗选择。

四、专家点评

Richter 综合征是一种罕见的由 CLL 向侵袭性淋巴瘤转化的疾病，其治疗包括化疗、造血干细胞移植和新药。其中化疗主要沿用其他 B 细胞非霍奇金淋巴瘤的化疗方案，但化疗效果并不如原发非霍奇金淋巴瘤那样理想。而对于化疗无效的 Richter 综合征患者，造血干细胞移植或许是可以考虑的治疗选择，造血干细胞移植一般适用于年轻（<60 岁）、内科合并症少、一般情况好的患者。而随着依鲁替尼等新药在中国的上市，Richter 综合征也将获得更多的治疗选择。

作者：张春丽
点评者：周道斌

参 考 文 献

Parikh SA，Kay NE，Shanafelt TD. 2014. How we treat Richter syndrome. Blood，123（11）：1647-1657.

Parikh SA，Rabe KG，Call TG，et al. 2013. Diffuse large B-cell lymphoma（Richter syndrome）in patients with chronic lymphocytic leukaemia（CLL）：a cohort study of newly diagnosed patients. Br J Haematol，162（6）：774-782.

Rossi D，Cerri M，Capello D，et al. 2008. Biological and clinical risk factors of chronic lymphocytic leukaemia transformation to Richter syndrome. Br J Haematol，142（2）：202-215.

Rossi D. 2016. Richter's syndrome: Novel and promising therapeutic alternatives. Best Pract Res Clin Haematol, 29 (1): 30-39.

Ruan J, Martin P, Furman RR, et al. 2011. Bortezomib plus CHOP-rituximab for previously untreated diffuse large B-cell lymphoma and mantle cell lymphoma. J Clin Oncol, 29 (6): 690-697.

1.9 积极治疗，带来生机

以硼替佐米为基础联合化疗序贯自体造血干细胞移植治疗原发浆细胞白血病 1 例

一、病例介绍

患者女性，47 岁。2012 年 11 月 7 日因"耳鸣 3 天"就诊于笔者所在医院门诊。查血常规：WBC 19.87×10^9/L，RBC 3.59×10^{12}/L，Hb 116g/L，PLT 128×10^9/L，外周血白细胞分类提示异常细胞占 37%，为进一步诊治收入院。入院时体格检查：神志清楚，浅表淋巴结未触及肿大，无胸骨压痛，心肺腹部无异常。化验检查：血 β_2-微球蛋白 5.96mg/L（0.7～1.8mg/L），肝、肾功能正常；血乳酸脱氢酶正常，24 小时尿蛋白定量 2.1g；血沉 41mm/h。血免疫球蛋白：IgG 26.5g/L（7～16g/L），IgA 0.07g/L（0.7～4.0g/L），IgM 0.05g/L（0.4～2.3g/L），血 κ 轻链 0.601g/L（1.7～3.7g/L），λ 轻链 27.2g/L（0.9～2.1g/L）；血清蛋白电泳及血免疫固定电泳见单克隆 IgGλ。骨髓涂片：增生活跃，粒系及红系增生受抑，各阶段比值大致正常，成熟红细胞大小不等，缗钱样排列；巨核细胞少见；幼稚浆细胞明显增多，占 65.5%；外周血涂片示幼稚浆细胞占 39%。骨髓免疫分型：异常细胞占 29%，表达 CD38、CD138 和 CD117，不表达 CD56 和 CD20。染色体核型分析提示正常核型；骨髓 FISH 检测：17p-阳性；t（4；14），t（11；14），t（14；16）均阴性。全身 PET-CT 提示体部骨髓弥漫代谢活性稍增高，髓外未见代谢活性增高病灶。尿常规：潜血（++），蛋白（+）。尿 λ 轻链 287mg/L（<4.34mg/L），κ 轻链 38.8mg/L（<7.91mg/L）。尿免疫固定电泳可见单克隆 IgGλ。患者前期没有多发性骨髓瘤的病史，临床诊断为原发性浆细胞白血病（primary plasma cell leukemia，pPCL）IgGλ 型。

二、临床诊治经过

确定诊断后 2012 年 11 月 9 日给予患者 PAD 方案联合化疗，具体为：硼替佐米 1.3mg/m² d1、d4、d8、d11；脂质体多柔比星 60mg d1；地塞米松 40mg d1～d4，d8～d11。化疗 1 个疗程后复查，外周血涂片示幼稚浆细胞降至 3%。2012 年 11 月 30 日、2012 年 12 月 21 日及 2013 年 1 月 16 日分别给予 3 个疗程 PAD 方案化疗，用药及剂量同第 1 个疗程，过程顺利。复查骨髓穿刺：浆细胞 0.5%；免疫分型未见异常细胞群；血 IgG 7.43g/L；免疫固定电泳：M 成分 IgG λ 仍存在，较前明显下降；尿轻链正常。评价疗效为很好的部分缓解（VGPR）。该患者兄弟姐妹年龄均大于 55 岁，无合适的异基因移植供者，2013 年 2 月 27 日行自体造血干细胞动员，动员方案为 CE 方案，具体方案为：环磷酰胺 2.4g×2d，依托泊苷 300mg×2d；化疗后以粒细胞集落刺激因子（G-CSF）动员，采集细胞：MNC $5.17×10^8$/kg，$CD34^+$ $5.68×10^6$/kg。2013 年 3 月 31 日给予口服马法兰 200mg/m^2 预处理，硼替佐米 1.3mg/m^2 d1、d4，2013 年 4 月 4 日回输冻存的自体干细胞，d12 白细胞植活，d10 血小板植活。移植后 1 个月复查，血 IgG 9.79g/L，IgA 和 IgM 正常；$β_2$-微球蛋白 2.48mg/L；免疫固定电泳阴性；尿轻链在正常范围；骨髓涂片示成熟浆细胞占 0.5%；骨髓及外周血免疫分型均未见异常细胞群。评价疗效为完全缓解。移植后 3 个月复查示 IgG 11.6g/L，IgA 和 IgM 正常；$β_2$-微球蛋白 3.19mg/L；免疫固定电泳阴性；尿轻链在正常范围；骨髓涂片未见异常；骨髓及外周血免疫分型均未见异常细胞群，仍维持完全缓解状态。患者继续以沙利度胺维持治疗，每 3 个月给予 PAD 方案强化治疗一次，共 2 年，到目前随访已达 4 年，患者一般情况好，多次复查均维持 CR 状态。

三、诊疗体会

pPCL 是浆细胞来源的恶性肿瘤，是浆细胞病中侵袭性最强的疾病，年发病率（0.5～1.5）/100 000。文献报道 pPCL 的中位发病年龄为 50～60 岁，较 MM 早 10 年，男女比例大致相仿。与传统的 MM 相比，pPCL 具有特殊的生物学特性及特殊的临床表现和实验室特征。

pPCL 的临床表现兼有急性白血病与 MM 的特征，起病多较急，常表现为白细胞增多、重度贫血及血小板减少、肝脾大；溶骨性损害较轻，骨痛较少见。肿瘤性浆细胞除侵犯骨髓和外周血以外，还可见于髓外组织（例如肝、脾、胸腔积液、腹腔积液和脑脊液）浸润。实验室检查 pPCL 患者常见肾衰竭、高钙血症、血清乳酸脱氢酶及 $β_2$-微球蛋白水平显著增加；M 成分：IgG 型或 IgA 型相对少见，轻链型、IgE 型或 IgD 型相对多见。pPCL 外周血检查可以见到循环中有肿瘤细胞及白细胞增多，骨髓检查可以见到弥漫的骨髓受累，正常造血被破坏。MM 和 pPCL 肿瘤细胞均表达浆细胞的相关抗原 CD38 和 CD138，新诊断 MM 和 pPCL 免疫表型最主要的差别是 pPCL 常常是 CD56、CD71、CD117 和 HLA-DR 阴性，常常表达 CD20、CD45、CD19、CD27 和 CD23。CD20 和 CD23 高表达及 CD56 低表达均与 pPCL t（11；14）发生相关。PCL 常见各种染色体异常，复杂核型，del（13q14），del（11q13），t（11；14）（q13；q32），亚二倍体，1 号染色体异常均常见。易位常累及免疫球蛋白重链的位点 14q32，尤其是 t（11；14）和 t（14；16）；80% 的

PCL 患者具有 13 号染色体异常。

本例患者为中年女性，因耳鸣查血常规发现外周血中异常细胞，临床尚无特殊表现，尚未出现贫血及血小板减少，仅仅表现为白细胞增多，涂片见异常浆细胞超过 20%，经免疫分型确认为单克隆来源，并且免疫固定电泳提示存在 M 蛋白成分为 IgGλ型，全身检查未见骨破坏表现，符合 pPCL 特点；PET/CT 亦未发现髓外浸润表现，可能与该患者发现较早、诊断较及时相关。该患者 FISH 检测虽然累及 14 号染色体常见异常均阴性，但存在 17p-，提示预后极差，需要积极治疗。

pPCL 临床表现类似于急性白血病，病程进展常较快，预后极差。传统化疗后中位生存期仅 2～6 个月，即使给予强化疗包括自体及异基因造血干细胞移植，PCL 的中位生存期也仅有 20～36 个月。尽管文献报道的常规化疗疗效较差，研究发现硼替佐米用于治疗 PCL 有效。多项国内外研究显示，以硼替佐米为基础的治疗可以迅速降低肿瘤负荷，逆转合并症包括肾衰竭、高钙血症等。硼替佐米还可以克服 del（13q）或 t（4；14）相关的不良预后，减缓 del（17p）相关的不良预后。应用硼替佐米治疗新诊断的 pPCL 患者的最大的回顾性研究是意大利 GIMEMA MM 工作组进行的，共回顾性研究了 29 例含硼替佐米方案治疗的 pPCL 患者，总有效率为 79%，VGPR 达到 38%；更重要的是 11 例肾衰竭患者中有 10 例肾功能改善或恢复正常。2 年无进展生存为 40%，2 年 OS 为 55%；采取硼替佐米为基础诱导治疗联合干细胞移植治疗的患者生存期最长。多项回顾性研究结果均提示应用硼替佐米联合治疗序贯自体干细胞移植的患者生存期最长。

本例患者采取硼替佐米为基础的联合化疗，化疗耐受性好，疗效较理想，尽管患者存在 17p-异常，仍然在 3 个疗程后取得了 VGPR 的疗效，骨髓及外周血中异常浆细胞消失，M 蛋白明显下降，β_2-微球蛋白明显降低。患者同胞兄弟姐妹年龄均较长，无合适的同胞全相合供者；4 个疗程后序贯自体干细胞动员及移植，自体干细胞移植后该患者达到完全缓解，正常免疫球蛋白恢复，并维持至今长达 4 年，目前无复发倾向。该患者疗效较好的原因可能与早期发现并开始治疗，以及采取包含硼替佐米的联合治疗及自体干细胞移植治疗有关。其长期疗效仍有待今后随访观察。

四、专家点评

pPCL 是一种较罕见的高度侵袭性浆细胞肿瘤，起病急且进展快，多数患者在诊断时即存在多项预后不良的危险因素，对常规化疗的反应较差，生存期短。自体造血干细胞移植可以作为强化巩固治疗手段，年轻患者可序贯异基因移植。本例患者存在 17p-这一不良预后因素，通过硼替佐米联合化疗，序贯大剂量马法兰预处理的自体造血干细胞移植，取得了较好的临床疗效，方法值得借鉴。

作者：冯茹
点评者：周道斌

参 考 文 献

Avet-Loiseau H，Roussel M，Campion L，et al. 2012. Cytogenetic and therapeutic characterization of primary plasma cell leukemia：the IFM experience. Leukemia，26（1）：158-159.

Drake MB，Iacobelli S，van Biezen A，et al. 2010. Primary plasma cell leukemia and autologous stem cell transplantation. Haematologica，95（5）：804-809.

Gonsalves WI，Rajkumar SV，Go RS，et al. 2014. Trends in survival of patients with primary plasma cell leukemia：a population-based analysis. Blood，124（6）：907-912.

Jelinek T，Kryukov F，Rihova L，et al. 2015. Plasma cell leukemia：from biology to treatment. Eur J Haematol，95（1）：16-26.

Neben K，Lokhorst HM，Jauch A，et al. 2012. Administration of bortezomib before and after autologous stem cell transplantation improves outcome in multiple myeloma patients with deletion 17p. Blood，119（4）：940-948.

Pagano L，Valentini CG，De Stefano V，et al. 2011. Primary plasma cell leukemia：a retrospective multicenter study of 73 patients. Ann Oncol，22（7）：1628-1635.

1.10 脾缘何破了

母细胞性浆细胞样树突细胞白血病

一、病例介绍

患者男性，23 岁。突发左上腹痛 3 天，于 2017 年 1 月 31 日首诊于普外科。患者入院前 3 天无诱因出现左上腹疼痛，程度剧烈，位置固定，持续不缓解。无恶心、呕吐、发热等不适。患者 2 个月前发现右侧胸壁肿物，进行性增长，曾于外院取活组织行病理检查，病理诊断不明。体格检查：T 37℃，P 60 次/分，BP 120/80mmHg，右胸壁肿物，直径约 10cm，周围皮肤红肿，表面有破溃。心肺未见异常。腹软，无压痛、反跳痛、肌紧张，肝脾肋下未及。双下肢无水肿。急诊就诊，腹部 CT：脾破裂？腹盆腔积血、双侧胸腔积液。

二、临床诊疗经过

入院后检查：血常规示 WBC $14.55×10^9$/L，Hb 109g/L，PLT $226×10^9$/L，NEUT 76.5%，LYM 18%。生化未见异常。IgE 430.5IU/ml。免疫固定电泳（−）。CA125 181U/ml。超声：右腋下多发淋巴结肿大，大者约 3.3cm×2.8cm，结构不清；右胸壁皮肤层实性肿物，直径 5.8cm，厚度 3.1cm——皮肤隆突性纤维肉瘤可能。胸片：右侧少量积液，右侧第 1 肋骨腋段骨折待排除。入院后给予患者补液、舒普深（注射用头孢哌酮钠舒巴坦钠）抗感染治疗，监测血常规变化，患者 WBC 仍波动于 $11.69×10^9$/L～$14.78×10^9$/L，换用泰能（注射用亚胺培南酮他丁钠）抗感染治疗，血常规示白细胞无下降趋势。外周血出现原幼细胞。胸部肿物穿刺活检病理结果提示：真皮层弥漫性幼稚细胞增生。免疫组化：CD20（−），CD123（+），TdT（−），CD68（组织细胞+），CD3（−），CD34（−），MPO（−），CD4（+），PAX-5（−），CD10（−），CD117（−），CD56（−），CD8（−），CD99（−），溶菌酶（−），Ki-67（80%）。诊断为母细胞性浆细胞样树突细胞肿瘤。骨髓免疫分型：可见 50.39% 异常早期细胞，阳性表达 CD4、CD2、CD5、CD7、BDCA-2、BDCA-4、CD123、CD10、CD38、HLA-DR，部分表达 CD56，不表达 CD34、TdT、MPO、CD3、cCD3、CD8、CD1a、TCRαβ、TCRγδ、CD117、CD13、CD16、CD161、CD19、CD20、CD79a、CXCL13、CD52。骨髓染色体核型分析：46，XY，add（8）（q24）， del（11）（q14）。骨髓活检病理：骨髓腔内细胞丰富，造血细胞明显减少，可见单一异型细胞增生浸润，形态学结合免疫组化结果支持母细胞性浆细胞样树突细胞肿瘤。免疫组化结果：CD3（-）、CD20（-）、CD21（-）、CD79a（-）、PAX-5（-）、Ki-67（>60%+）、MPO（-）、TdT（-）、CD117（个别+）、CD34（-）、CD42b（-）、Bcl-2（>80%+）、GCET-1（+）、Mum-1（-）、CD235a（-）、CD10（-）、Bcl-6（-）、FOXP1（+）、C-myc（70%+）、CD56（+）、CD123（+）、CD38（+）、CD138（-）、CD2（+）、CD5（部分+）、CD4（+）、CD43（+）、CD7（+）、CD68（-）。PET/CT：病变累及双侧腮腺内、左侧咽旁间隙、双侧颈部、颈后、锁骨上下区、腋窝、纵隔、双肺门、胸骨旁、前肋窦、腹腔、腹膜后、盆腔、腹股沟淋巴结，伴脾脏弥漫性受累、右胸壁侵犯，伴弥漫性骨髓侵犯。伴胸膜、腹膜受累可能，继发胸腹腔积液，伴肝脏受累可能。扁桃体受累不除外。最终诊断：母细胞性浆细胞样树突细胞白血病；脾破裂；髓外侵犯。

三、诊疗体会

母细胞性浆细胞样树突细胞肿瘤（blastic plasmacytoid dendritic cell neoplasm, BPDCN）是一种非常罕见的造血系统恶性肿瘤，曾被命名为母细胞性 NK 细胞淋巴瘤或 CD4$^+$CD56$^+$造血细胞肿瘤等，2008 年 WHO 造血与淋巴组织肿瘤分类标准中正式作为一个单独类型划归为急性髓系白血病（AML）及相关前体细胞肿瘤。认为来源于原始的浆细胞样树突细胞，主要表达与其相关的 TCL1、BDCA-2 和 1 型 IFN 等。自 1994 年 Adachi 等首次报道后，迄今为止共有超过 700 例报道。本病约占血液肿瘤的 0.44%。老年患者常见，中位发病年龄 60～70 岁。临床呈高度侵袭性。皮肤损害往往是首发症状（占 80%～90%），表现为单发或多发性斑块或结节，头面部最常受累，四肢和躯干也可发生，有时皮损可呈挫伤样，部分形成溃疡，有时误诊为血肿。可逐渐累及骨髓，出现血细胞减少，尤以血小板减少最为显著。可逐渐累及淋巴结、肝脾，导致淋巴结肿大、肝脾大。可有中枢神经系统受累。

病理：典型 BPDCN 形态为真皮层内见肿瘤细胞致密、弥漫分布，瘤细胞中等大小、均一，核形不规则，胞内可见细团块状染色质，不见核仁或核仁不明显，分裂象常见。病变可侵犯皮下脂肪组织，但一般不侵及表皮，皮肤附属器可被破坏，一般无血管侵犯及坏死。病灶内一般无成熟的炎症细胞浸润。免疫表型：2008年 WHO 分类提示 BPDCN 一般表达 CD4、CD56、CD123、CD43、CD45RA、BDCA-2（CD303）、TCL1，但不表达 CD3、CD8 和 MPO 等系别标志。50%的患者表达 CD68，30%的患者表达 TdT。CD7 和 CD2 也可有不同程度的表达，部分患者还可表达髓系标志 CD33。虽然 CD4、CD56 和 CD123 表达率最高，但 Cota 等报道的 33 例BPDCN 患者中，这三种标志中 1 项和 2 项表达阴性的患者比例分别为 33.3%和

12.1%。CD123 非浆细胞样树突细胞（PDC）特异性标志，TCL1 在 BPDCN 和其他髓系肿瘤的表达率分别为 90% 和 17%。BDCA-2 和 CD2 相关蛋白（CD2AP）特异性表达于 PDC，这些标志成为鉴别诊断的重要工具。

遗传学改变：约 60% 的 BPDCN 患者可以存在遗传学异常，但目前还没有发现特异性改变。常见的重现性染色体异常涉及 5q（72%）、12p（64%）、13q（64%）、6q（50%）、15q（43%）和单体 9（28%）。染色体完全或部分缺失更为常见，常见的累及位点及相关基因包括 9p21.3（CDKN2A/CDKN2B）、13q13.1—q14.3（RB1）、12p13.2—p13.1（CDKN1B）、13q11—q12（LATS2）和 7p12.2（IKZF1）。9p21 缺少与预后不良可能相关。TET2、TP53、NPM1、NRAS、FLT3 和 IKZF1 基因也可有累及。

目前还没有统一的最佳一线治疗方案。诱导化疗包括：CHOP 及类似方案、包含异环磷酰胺/依托泊苷的联合化疗方案；HyperCVAD 方案；AML/ALL 样化疗方案。亦可进行造血干细胞移植。

CHOP 及类似方案：Feuillard 等进行了来自 12 个中心的 23 例患者为期 8 年的一项研究，诊断时 83% 患者皮肤受累和 87% 患者骨髓受累，中位年龄为 69 岁，3 例儿童患者。23 人中 21 人接受了 CHOP 样方案化疗，86% 达 CR。但是复发率较高（中位复发时间为 9 个月）：1 年 OS 50%，2 年 OS 25%。

HyperCVAD 方案：Pemmaraju 等采用此方案治疗了 10 例患者，中位年龄为 62 岁（20～86 岁），CR 率为 90%。诊断时仅皮肤受累患者的中位生存期为 23 个月，诊断时骨髓受累患者的中位生存期为 29 个月。与 CHOP 和 CHOP 样方案的疗效存在明显差异。

AML/ALL 样方案：Pagano 等发表了 41 例患者的比较，26 例接受 AML 样方案治疗，15 例接受 ALL/淋巴瘤样方案治疗。AML 样方案包括：MICE、ICE、标准 3+7 方案、FLAG、FLAG-IDA。ALL/淋巴瘤样方案包括：Hyper-CVAD、GIMEMA AALL 临床试验方案、CHOP/CHOPE。疗效：CR 36%，PR 19%；ALL/淋巴瘤方案 CR 率为 67%；但是使用此类方案治疗后复发率较高（60%），使用 AML 方案治疗患者 CR 率为 27%；无复发。AML 治疗组中位生存期为 7.1 个月，ALL/淋巴瘤方案组中位生存期为 12.3 个月。

自体造血干细胞移植：仅个案报道，最大宗报道为 11 例患者，4 年 OS 率为 84%，4 年 PFS 率为 73%。

异基因造血干细胞移植：也多为小宗报道，最大宗报道为 34 例，3 年无病生存率为 33%，3 年 OS 率 41%，3 年非复发死亡率为 30%。

复发难治 BPDCN：大部分只接受化疗的患者在中位生存期 3～9 个月的时候会发生复发，接受移植的患者约 30% 复发。原发性中枢神经系统受累在诊断时发生率为 10%，在疾病复发时为 30%。异基因造血干细胞移植后复发，治疗建议为氯法拉滨联合供体淋巴细胞输注（DLI）。

靶向治疗：针对 IL-3 受体——SL-401（人 IL-3+白喉毒素的受体融合）。Angelot Delettra 等发现 SL-401 在 75% 的 BPDCN 细胞中明显下降，在 13% 的 ALL 细胞中减少，在 26% 的 AML 细胞中减少。Ⅰ、Ⅱ 期研究显示，使用 SL-401 1 个疗程（每日 12.5mg/kg，共 5 天），7/9 有客观的反应，5 例 CR，2 例 PR，中位反应持续时间为 5 个月（1～20 个月）。

本例患者 2017 年 2 月 13 日接受 DVCP+Ara-C 方案治疗：IDA 20mg d3、d4，VDS 4mg d1、d8、d15、d22，CTX 1.2g d3，甲泼尼龙 60mg d2～d29，Ara-C 150mg d3～d10。骨髓达完全缓解。皮肤肿物逐渐结痂脱落。

四、专家点评

母细胞性浆细胞样树突细胞肿瘤（BPDCN）是一种非常罕见的造血系统恶性肿瘤，免疫分型可见异常早期细胞不表达 CD3、CD8 和 MPO 等系别标志，表达 CD4、CD56、CD123、CD43、CD45RA、BDCA-2（CD303）、TCL1，50% 的患者表达 CD68，30% 的患者表达 TdT。CD7 和 CD2 也可有不同程度表达，部分患者还可表达髓系标志 CD33。在治疗方面目前没有统一的最佳治疗方案。从本例患者来看，ALL/淋巴瘤样的方案可能效果不错，建议后续行造血干细胞移植。

作者：胡凯
点评者：王景文

参 考 文 献

Feuillard J，Jacob MC，Valensi F，et al. 2002. Clinical and biologic features of CD4（+）CD56（+）malignancies. Blood，9（5）：1556-1563.

Frankel AE，Konopleva M，Hogge D，et al. 2013. Activity and tolerability of SL-401, a targeted therapy directed to the interleukin-3 receptor on cancer stem cells and tumor bulk，as a single agent in patients with advanced hematologic malignances. J ClinOncol，31：15.

Frankel AE，Woo JH，Ahn C. et al. 2014. Activity of SL-401, a targeted therapy directed to interleukin-3 receptor，in blastic plasmacytoid dendritic cell neoplasm patients. Blood，124（3）：385-392.

Pagano L，Valentini CG，Pulsoni A，et al. 2013. Blastic plasmacytoid dendritic cell neoplasm with leukemic presentation：an Italian multicenter study. Haematologica，98（2）：239-246.

Pemmaraju N，Deborah A. Kantarijan H，et al. 2010. Analysis of outcomes of patients（pts）with blastic plasmacytoid dendritic cell neoplasm（BPDCN）. J Clin Oncol，30（suppl）：6578.

1.11 缺铁背后有元凶

1例缺铁性贫血的诊治经过

一、病例介绍

患者女性，51岁。因"心悸、头晕2h"就诊于急诊科。患者2h前在进食午餐后出现明显心悸、头晕伴恶心，平躺后症状减轻，无发热、咳嗽、咳痰，无呕吐、腹痛、腹泻、黑便、鲜血便。近3个月体重减轻约2kg。查体：BP 110/70mmHg，P 110次/分，贫血貌，心、肺、腹部未见明显异常。心电图示窦性心动过速。查血常规：WBC 12.25×10^9/L，NEUT 75.0%，Hb 54g/L，HCT 0.22，MCV 69.8fl，MCH 17.5pg，MCHC 251g/L，RDW 27.7，PLT 420×10^9/L，RET 3.12%。生化检查：肝功能正常，血清 BUN 12mmol/L，升高，Cr 76μmol/L，考虑缺铁性贫血（iron-deficiency anemia，IDA），给予悬浮红细胞输注2U改善贫血，嘱患者血液科门诊就诊。

二、临床诊治经过

血液科接诊后追问病史，患者平时食欲正常，无挑食偏食，无长期饮浓茶习惯，无明确胃肠道疾病，无黑便、鲜血便，近2天未排大便，近2年月经不规律，月经出血量较多，2个月前妇科超声检查未见明显异常。完善营养相关检查，提示血清铁蛋白降低，血清铁降低，总铁结合力升高，转铁蛋白饱和度降低。叶酸及维生素 B_{12} 正常，查血清肿瘤标志物正常，IDA诊断明确，考虑主要为月经出血量较多所致，建议补铁随诊。因患者近2天未排大便，给予开塞露后排出棕色硬便，之后排出柏油样黑稀便，便潜血检查强阳性。遂立即安排胃镜检查，镜下诊断为胃癌，取活检病理诊断为胃体腺癌，给予静脉补铁及悬浮红细胞输注后，转外科行手术治疗。

三、诊疗体会

该患者为中年女性，有月经不规律、月经出血量较多病史，临床主要表现为贫血貌及小细胞低色素性贫血，铁代谢检查，确诊为IDA。考虑为月经过多、慢性失血引起了 IDA。但是该患者又有一些表现不能完全用上述诊断解释，患者在来急诊科就诊 2h 前有进食后出现明显的恶心、头晕、心悸症状，平躺后症状减轻，另外在急诊科查外周血白细胞增多，血清 BUN 明显升高而 Cr 正常，上述表现在 IDA 患者中不常见。之后排出柏油样便，明确了上消化道出血，最终胃镜检查诊断为胃癌。消化道出血时，引起肠源性氮质血症，导致血清 BUN 升高而 Cr 不升高。该患者为胃癌，而且短期内需要进行手术治疗，因此不适宜口服补铁治疗。静脉补铁，同时输注悬浮红细胞，以利于接受手术治疗及以后可能的化疗等。

四、专家点评

　　IDA 是血液科门诊最常见的病种之一，对于血液科医生来说，诊断时需要特别注意两个问题，是不是 IDA？什么原因引起了 IDA？根据患者有小细胞低色素性贫血、血清铁降低、转铁蛋白饱和度降低、血清铁蛋白降低等，即可确诊 IDA，如无条件检查铁代谢指标，补铁治疗后网织红细胞比例升高、贫血好转，也可诊断。第二个问题则是 IDA 患者的关键，一般要考虑铁摄入减少、吸收障碍、慢性失血等原因，慢性失血方面，男性主要排查消化道疾病，女性主要排查消化道疾病和月经过多相关疾病，还要警惕同时存在其他多种病因。

作者：魏立强
点评者：周道斌

参 考 文 献

Joo EY，Kim KY，Kim DH，et al. 2016. Iron deficiency anemia in infants and toddlers. Blood Res，51（4）：268-273.

Keshav S，Stevens R. 2017. New concepts in iron deficiency anaemia. Br J Gen Pract，67（654）：10-11.

Lopez A，Cacoub P，Macdougall IC，et al. 2016. Iron deficiency anaemia. Lancet，387（10021）：907-916.

Scotté F，Launay-Vacher V，Ray-Coquard I. 2012. Iron deficiency and anemia in oncology. Bull Cancer，99（5）：563-570.

1.12 APTT 延长就一定会出血吗

1 例凝血异常的会诊病例

一、病例介绍

患者男性，76 岁。因体检发现左颈部肿物入住笔者所在医院头颈外科。既往从事核辐射监测工作，40 年前曾因辐射防护不当住院（具体不详），35 年前行右前臂囊肿切除术，3 年前行房颤射频消融术，术后低分子肝素 6000U q12h×7d 及华法林 3mg qd 抗凝治疗半年，无皮肤、黏膜及消化道、泌尿道出血史，无血栓栓塞病史，父母及 2 个哥 2 个姐已故，2 个儿子均无出血史。查体：双侧颈部可触及数枚肿大淋巴结，右侧最大者 2.0cm×1.7cm，其余未见明显阳性体征。外院针刺活检结果提示黑色素瘤不除外，影像学提示双侧颈部多发肿大淋巴结，最大者 2.2cm×1.6cm，为明确诊断，拟行肿物活检。术前检查发现：APTT 128.9s（21～35s），PT 12.3s（10.4～12.6s）、TT 17.8s（14.0～21.0s）、FIB 3.23g/L（1.80～3.50g/L）、D-二聚体 2.11mg/FEU（0～0.55mg/FEU），肝肾功能基本正常。因凝血指标明显异常请血液科会诊。

二、临床诊治经过

患者为老年男性，APTT 明显延长，其他凝血指标都正常，考虑获得性内源性凝血因子活性异常可能性大。既往曾有手术史和抗凝治疗史，自诉无出血，近期病史短，尚未发生出血。患者 APTT 明显延长，是否会增加出血风险？APTT 延长原因是什么？患者颈部出现肿物，外院资料提示肿瘤，要考虑是否为肿瘤导致 APTT 延长。

详细询问病史及查阅病历资料，患者 3 年前做房颤手术时 APTT 为 150s，随后进行了半年的抗凝，无任何出血表现。APTT 延长且无出血表现的病因包括：①抗磷脂抗体综合征，其引起的凝血异常一般不会表现为出血，相反容易形成血栓，1∶1 正浆纠正试验常难以纠正；②少见的凝血因子缺乏，如XII因子缺乏等，此类凝血因子缺乏仅仅导致 APTT 延长，而通常不会导致出血，1∶1 正浆纠正试验可完全纠正。基于以上考虑，让患者完善了 1∶1 正浆纠正试验，以及抗心磷脂抗体、狼疮抗凝物、VIII/IX/XI/XII因子活性、抗核抗体、β_2-糖蛋白 1、肿瘤标志物等检查。

1∶1正浆纠正试验结果回报：即刻于37℃ 2h孵育后，APTT均能被正常血浆所纠正，这表明患者APTT延长是由于内源性凝血因子缺乏所导致。影响内源性凝血途径的凝血因子有Ⅷ、Ⅸ、Ⅺ、Ⅻ因子，Ⅷ、Ⅸ、Ⅺ因子的缺乏，会导致患者出现出血倾向，而患者APTT延长达100多秒至少3年，患者无任何出血事件，只有Ⅻ因子缺乏会引起APTT延长而不会导致出血，完善凝血因子活性测定，Ⅻ因子活性只有1.2%（50%～150%），未检测出Ⅻ因子抑制物，而Ⅷ、Ⅸ、Ⅺ因子活性均是正常的。

凝血因子Ⅻ（FⅫ，Hageman factor）是位于5q33的基因编码的一种丝氨酸蛋白酶原，曾被认为是内源性凝血途径的启动因子之一，它通过接触带负电荷表面自动活化为FⅫa，从而参与体内凝血机制，在生理性止血、纤溶、调节血管通透性及活化补体途径方面起重要作用。目前研究发现，FⅫ缺乏的患者，并没有出血倾向，反而与血栓相关。FⅫ属于接触系统的一员，在正常情况下，接触系统激活的内源性凝血途径并不参与正常止血过程，外源性凝血途径及由此激活的内源性凝血途径才是正常止血的重要机制。FⅫ缺乏之所以导致APTT延长，与目前APTT检测方法有关，目前APTT检测方法采用接触因子激活剂，与待检者血浆混合，活化FⅫ，激活内源性凝血途径，记录血浆凝固时间即为APTT。遗传性FⅫ缺乏患者因无自发出血倾向，多于常规体检及围手术期检测凝血时被发现。这种患者普通外科手术时无需特殊处理，仅在心脏外科手术过程中，因涉及体外循环，部分病例报告指出术中输注新鲜冰冻血浆补充凝血因子、肝素抗凝及密切监测患者凝血状态下，手术可安全进行，并无明显围手术期血栓及出血并发症。

因此，本患者诊断为遗传性 FⅫ缺乏。随后安全地进行了外科手术活检，并没有异常的出血。术后肿物病理提示为反应性增生。鉴于该患者为老年男性，房颤在射频消融术后未彻底消失，仍间断发作，呈阵发性，又存在 FⅫ缺乏，故对该患者采取了长期抗凝的策略。

三、诊疗体会

老年患者出现凝血功能异常，以获得性凝血功能异常较为多见，而遗传性凝血因子异常相对少见，但少见并不等于没有，因为有些凝血因子异常并不一定会造成明显的临床症状，比如本例患者所患的遗传性FⅫ缺乏。

凝血指标的异常，并不代表患者处于易出血的状态，相反，有些患者反而有血栓倾向。除了本例患者的FⅫ缺乏外，如抗磷脂抗体综合征可以出现APTT延长、血小板减少，患者容易出现血栓，而出血少见。阵发性睡眠性血红蛋白尿和血栓性血小板减少性紫癜，虽然有血小板减少，却常以血栓作为临床表现，出血少见。

患者凝血功能异常，第一步需要判断凝血因子的活性降低是因为凝血因子缺乏还是出现了凝血因子的抑制物。需要进行1∶1正浆纠正试验。该实验的原理如下：凝血指标检测到异常要血浆凝血因子活性下降至 30%～40% 或以下才会出现，那么如果将待测血浆与正常血浆混合后，如果凝血指标的异常即刻和 37℃ 孵育 2h 均能被纠正，说明体内存在凝血因子缺乏；如果凝血指标的异常即刻和 37℃ 孵育 2h 均不能被纠正，说明体内存在像肝素一样的抗凝物质；如果凝血指标的异常即刻能被纠正、37℃ 孵育 2h 不能被纠正，说明体内存在像狼疮抗凝物这样需要在 37℃ 才能发挥作用的凝血因子抑制物。如果是凝血因子缺乏，根据病史、肝功能等检查，分析是否是肝功能不全、维生素 K 缺乏或是遗传性等因素导致的凝血因子缺乏；如果存在凝血因子抑制物，则需要从药物、自身免疫病或者恶性肿瘤等原因而继发产生的凝血因子抑制物分析。

　　本患者通过 1：1 正浆纠正试验即刻与 2h 均能纠正的结果，明确了凝血异常是由凝血因子缺乏导致的，而肝功能正常，病史很长并且有创伤性穿刺操作、APTT 明显延长、又没有明显出血表现上看，推断患者可能为 FXII缺乏，实验室检查也验证了这一点。结合病史，诊断为遗传性 FXII缺乏症。遗憾的是，患者亲属拒绝行凝血指标检测，实验室又尚不具备对患者进行基因检测的能力，因此遗传性 FXII缺乏症只能是临床诊断，而不是实验室及经过家系确诊。患者安全进行手术的结果，也符合 FXII缺乏症的特点。

四、专家点评

　　出凝血疾病的诊断是血液科医生的基本功，也是难点。血管性因素及血小板因素导致的出血，属于初期止血障碍，一般皮肤、黏膜出血常见，也可以有内脏出血；而凝血机制异常所导致的出血，属于延迟出血，关节出血、肌肉和深部组织血肿更多见。

　　遗传性凝血因子异常的患者，一般为出血性疾病，多数发病年龄较早，例如较常见的血友病。而遗传性易栓症，如遗传性抗凝血酶III缺乏症、遗传性蛋白 C 缺乏症等，发病年龄则可以比较大。而像本例患者的遗传性 FXII缺乏症不属于出血性疾病，而一些研究认为属于易栓症，同样发病较晚。

　　实验室检查方面，出血时间、毛细血管脆性试验、血块退缩试验、血常规、末梢血涂片可以发现血管、血小板等方面引起的出血性疾病。而 APTT、PT、TT、Fbg、D-二聚体、FDP 等指标，则分别反映内源性凝血途径、外源性凝血途径、共同通路及纤溶系统的因子活性。通过 1：1 血浆纠正试验，则能辨别是凝血因子缺乏还是产生抑制物造成的凝血异常。如果是凝血因子缺乏，可以通过进一步查凝血因子活性明确诊断。

　　作者：丛佳
　　点评者：周道斌

参 考 文 献

Griffin JH. 1978. Role of surface in surface-dependent activation of Hageman factor（blood coagulation factor XII）. Proceedings of the National Academy of Sciences，75（4）：1998-2002.

Halbmayer WM，Mannhalter C，Feichtinger C，et al. 1992. The prevalence of factor XII deficiency in 103 orally anticoagulated outpatients suffering from recurrent venous and/or arterial thromboembolism. Thrombosis and Haemostasis，68（3）：285.

Lämmle B，Wuillemin WA，Huber I，et al. 1991. Thromboembolism and bleeding tendency in congenital factor XII deficiency—a study on 74 subjects from 14 Swiss families. Thrombosis and Haemostasis，65（2）：117.

Wallock M，Arentzen C，Perkins J. 1995. Factor XII deficiency and cardiopulmonary bypass. Perfusion，10（1）：13-16.

Wintrobe MM，Greer JP. 2009. Wintrobe's Clinical Hematology. New York：Lippincott Williams & Wilkins，1279-1281.

1.13 偶然分枝杆菌菌血症

1 例结外 NK/T 细胞淋巴瘤少见感染的诊治

一、病例介绍

患者男性，48 岁。因发热、咳嗽咳痰 10 天入院。2014 年 2 月患者因鼻塞、发热诊断为结外 NK/T 细胞淋巴瘤，鼻型，ⅡB 期。患者经过化疗后，原发病症状明显缓解，放疗前中期评价为部分缓解，共完成了 5 个疗程 GELOX 方案化疗及 1 个疗程放疗的"三明治"治疗（计划进行总数为 6 个疗程的化疗，但患者因经济原因只完成了 5 次化疗）。此次入院为末次化疗后 1 个月。

二、临床诊治经过

入院查体：T 38.4℃，自然状态下指尖血氧饱和度 97%。急性病容，头、眼耳鼻喉查体无异常，浅表淋巴结未触及肿大，心肺腹部查体未见异常。辅助检查：血常规：WBC $4.82×10^9$/L，Hb 97g/L，PLT 正常。凝血：正常。C 反应蛋白 87mg/ml。降钙素原阴性。生化：ALT 63U/L，AST 73U/L，LDH 235U/L。入院后患者有明显畏寒寒战。痰培养及痰涂片：未见异常，抗酸染色阴性；肺部 CT：肺野有条索影与结节影；鼻咽部 MRI：未见原发病进展。治疗上予莫西沙星 0.4g qd 抗感染治疗。第 2 天患者发热、咳嗽无缓解趋势，加用美罗培南 1g q8h、万古霉素 1g q12h 抗感染治疗，第 3 天患者体温有下降趋势。第 4 天患者症状明显缓解。血培养 2 次：偶然分枝杆菌，抗酸染色阳性。因患者体温下降，症状缓解，因此治疗暂时没有调整。

偶然分枝杆菌属于非典型分枝杆菌，抗酸染色是阳性的，是环境中广泛存在的细菌。因为致病性较弱，其感染一般见于免疫功能低下的患者，偶见于免疫功能正常的患者。绝大部分的偶然分枝杆菌感染为皮肤软组织感染，常见于创伤与临床侵袭性操作消毒不严格、创伤性溃疡、肺部疾病。也有发生于腹膜透析后，出现腹膜炎、感染性关节炎、角膜炎。而在以前的病例报告中，从未出现偶然分枝杆菌血行感染。

本例患者偶然分枝杆菌感染是从什么部位入血呢？该患者除了发热伴畏寒寒战，同时还有咳嗽咳痰，痰培养中未发现偶然分枝杆菌，抗酸染色也都是阴性的。

复习文献发现，偶然分枝杆菌感染的肺部 CT 影像学可以表现为网格影、空腔、实变等，并没有特异性，而关于病原学的研究显示：痰中偶然分枝杆菌的阳性检出率极低。有一项研究发现，156 例肺部感染的患者只有 1 例在痰标本中发现偶然分枝杆菌。因此，该患者的菌血症推测可能是从肺部入血的。

该患者经过美罗培南、万古霉素、莫西沙星治疗后，症状得到了缓解，1 周后复查肺部 CT，提示原结节影实变。众所周知，结核杆菌感染需要长期规范的治疗，那么偶然分枝杆菌这个非典型分枝杆菌引起的肺部感染需要如何治疗呢？该患者通过三联抗细菌感染治疗，体温怎么会正常呢？查阅文献后发现，偶然分枝杆菌对莫西沙星通常是敏感的，因此该患者治疗有效了，而偶然分枝杆菌引起的肺部感染至少需要治疗 1 年的时间。非常遗憾的是，因为偶然分枝杆菌没有标准的药敏结果，因此该患者两次血培养偶然分枝杆菌没有做体外药敏试验。根据文献，给予该患者左氧氟沙星 0.5g qd ＋多西环素 100mg bid 治疗 1 年的抗感染方案。

在病程中，治疗 3 个月以后，该患者误将 0.1g 的左氧氟沙星当成 0.5g，在服用 0.1g 左氧氟沙星 2 周后再次出现了发热、畏寒寒战，血培养又一次发现了偶然分枝杆菌，改回标准治疗方案后，患者症状缓解。此后又坚持规范治疗 1 年后停药，患者未再发病，肺部 CT 阴影也消失了，而原发病的评估一直处于疾病稳定状态，未发现进展迹象。

三、诊疗体会

本例患者入院后迅速评估原发病的状态，查找病原学证据，同时立即给予了经验性治疗。患者没有原发病的症状，局部 MRI 检查也提示无原发病进展的迹象。而病原学的检查明确了致病菌，抗感染治疗也是有效的。

病原学的确定对于治疗本例患者非常关键。据查阅文献所知，这种偶然分枝杆菌的血行感染是首次发现。偶然分枝杆菌平时最常见于医疗行为消毒不严格时出现的皮肤软组织感染，对于免疫功能低下者，也可以出现肺部、关节等感染，而该患者则提示，偶然分枝杆菌也可以出现血行感染。

对于偶然分枝杆菌的感染，治疗一定要足量足疗程，肺部的偶然分枝杆菌感染至少要两药联合治疗 1 年。该患者在治疗过程中，即使已经治疗 3 个月，在病情平稳的状态下，仅仅是因为少服用了一个药的剂量，就再次出现了偶然分枝杆菌菌血症也说明了这一点。而在末次菌血症后，又坚持两药治疗 1 年，目前已随访两年，患者肺部病变完全消失，未再出现发热及菌血症，原发病评估也是稳定的。

淋巴瘤化疗后免疫功能低下，很多条件致病菌都可以致病，结核杆菌、曲霉菌、肺孢子菌都是血液病患者常见的条件致病菌，而该患者则充分说明了其他少见条件致病菌也有可能引起发病，对于少见的条件致病菌病原学的培养尤为关键，而规范化的治疗也非常重要。

四、专家点评

　　淋巴瘤治疗随访过程中出现发热很常见，淋巴瘤原发病活动或出现感染是导致发热的最常见原因。本例患者没有原发病活动的迹象，抗感染治疗有效，迅速明确了病因。但这是一个少见的病原，也是一种条件致病菌，可发生于淋巴瘤化疗后免疫功能低下的患者。该病例强调了病原学检查的重要性，针对偶然分枝杆菌感染，需要足量足疗程的治疗。

　　作者：丛佳
　　点评者：周道斌

参 考 文 献

Hamade A，Pozdzik A，Denis O，et al. 2014. Mycobacterium fortuitum and polymicrobial peritoneal dialysis-related peritonitis: a case report and review of the literature. Case Rep Nephrol，2014: 323757.

Park S，Suh GY，Chung MP，et al. 2008. Clinical significance of Mycobacterium fortuitum isolated from respiratory specimens. Respir Med，102（3）: 437-442.

Schnabel D，Esposito DH，Gaines J，et al. 2016. Multistate US outbreak of rapidly growing Mycobacterial infections associated with medical tourism to the Dominican Republic，2013-2014（1）. Emerg Infect Dis，22（8）: 1340-1347.

Yu JR，Heo ST，Lee KH，et al. 2013. Skin and soft tissue infection due to rapidly growing Mycobacteria: case series and literature review. Infect Chemother，45（1）: 85-93.

2 病例启示

2.1 淋巴细胞为何越来越高

误诊为重型再生障碍性贫血的大颗粒淋巴细胞白血病 1 例

一、病例介绍

患者女性，70 岁。2012 年 11 月出现全身皮肤瘀点、瘀斑，活动后乏力、气短，无发热。血常规：WBC 5.1×10^9/L，NEUT 0.35×10^9/L，LYM 4.51×10^9/L，Hb 82g/L，MCV 90.9fl，PLT 9×10^9/L，RET% 0.3%，RET# 7.92×10^9/L。血涂片：中性分叶 3%，淋巴细胞 95%，单核细胞 2%，白细胞形态正常；红细胞大小不等，可见大红细胞，血小板少见。$CD55^+RBC$ 99.1%，$CD59^+RBC$ 99.2%，$CD55^+NUET$ 99.2%，$CD59^+NUET$ 99.2%，CD24 99.1%，FLEAR 99.1%。外周血 T、B 淋巴细胞亚群分析结果：B 细胞计数减少，NK 细胞计数正常，$CD4^+T$ 细胞比例正常、计数升高，$CD8^+T$ 细胞比例及计数升高，$CD4^+T/CD8^+T$ 比例倒置（0.90），纯真 $CD4^+T$ 细胞比例及计数升高，$CD4^+T$ 和 $CD8^+T$ 细胞第二信号受体（CD28）表达比例正常，$CD8^+T$ 细胞无异常激活。

骨髓涂片：外观油脂较多，未见骨髓小粒，增生低下，粒红比 2.60：1，淋巴细胞比例明显增高，占 71%，形态正常，可见非造血细胞，未见巨核细胞。其余 3 次骨髓涂片检查结果相似。骨髓活检病理（第一次）：少许骨髓组织，骨髓组织中造血组织减少，脂肪组织增多，造血组织中粒红比大致正常，巨核细胞偶见。骨髓活检病理（第二次）：造血组织减少，脂肪组织增多，造血组织中粒红比例稍减少，巨核细胞未见。骨髓免疫分型：淋巴细胞比例明显增多，占 82.44%，T 细胞为主，CD4/CD8 0.45。骨髓 FISH：C-MYC、IgH/CCND1、IgH/BCL2、BCL6 重排（-）。骨髓染色体：46，XX。核素骨髓显像：中央及外周骨髓增生低下；肝增大，脾稍小，双肺异常显影。既往史：2012 年 9 月体检发现 B1 型胸腺瘤，行切除术，当时血常规正常；术后左下肺不张、积液；桥本甲状腺炎。查体：生命体征稳定，贫血貌，全身皮肤散在瘀点、瘀斑，浅表淋巴结未扪及肿大，心肺无异常，肝脾肋下未扪及。

二、临床诊治经过

根据患者病情，诊断为重型再生障碍性贫血（severe aplastic anemia，SAA）。

2012 年 12 月 15 日予兔抗人胸腺细胞免疫球蛋白（即复宁，rATG）200mg qd d1～d3，175mg qd d4～d5（61kg，3.11mg/kg）及环孢素口服。予伊曲康唑、诺氟沙星口服预防感染，G-CSF 升白细胞及输血支持治疗。

rATG 治疗中 2 次发作房颤、心功能不全，先后给予口服美托洛尔（倍他乐克）、静脉胺碘酮转复窦律。合并肺部感染，予亚胺培南静脉滴注、伏立康唑口服后好转。

rATG 治疗后第 8 天中性粒细胞绝对值恢复至 0.5×10^9/L。rATG 治疗后淋巴细胞绝对值最低为 0.01×10^9/L，rATG 治疗后 2.5 个月恢复至 1.0×10^9/L。

此后坚持口服环孢素，输红细胞及血小板，间断予 G-CSF 支持治疗。至治疗后 12 个月，患者仍依赖输血，ATG 疗效评估为无效（NR）。且淋巴细胞绝对值逐渐升高，至$>5.0 \times 10^9$/L。

患者血常规监测结果如表 2.1.1。

表 2.1.1　治疗后部分血常规结果

ATG 治疗后时间（月）	WBC（$\times 10^9$/L）	NEUT（$\times 10^9$/L）	LYM（$\times 10^9$/L）	Hb（g/L）	RET（$\times 10^9$/L）	PLT（$\times 10^9$/L）
3	2.8	0.96	1.44	67	7.1	10
6	8.54	4.47	3.73	52	23.23	46
9	7.64	0.55	6.74	59	11.47	11
12	6.32	0.68	5.31	60	6.95	10

2013 年 9 月（rATG 治疗 9 个月后）复查骨髓涂片：外观油脂较多，增生低下，粒红比 9.75∶1，淋巴细胞比例明显升高，占 75.5%，全片未见巨核细胞。骨髓活检：极少许骨髓组织，骨髓组织中造血组织与脂肪组织比例大致正常，造血组织中粒红比大致正常，巨核细胞可见，可见散在吞噬含铁血黄素的巨噬细胞，局部可见少许增生的纤维组织。免疫组化：CD68（+），MPO（+），CD10（散在+），CD3（散在+），CD20（散在+），CD38（散在+），CD138（散在+），CD79α（散在+），CD56（少量散在+）。患者在外院做外周血免疫分型：淋巴细胞比例增高，占有核细胞 60.85%，表达 CD3 的成熟 T 细胞占 27.01%，CD4/CD8 比例倒置，其中有 3.97%的 T 细胞不表达 CD5，为异常 T 细胞；NK 细胞占有核细胞比例 32.68%；少量为表达 CD19 的 B 细胞。

2014 年 2 月笔者所在医院外周血免疫分型：异常表型细胞占 92%，表达 CD16（62%），CD57（61%），CD38（98%），CD3（37%），CD8（26%），不表达 CD56（0.1%），CD25，CD11c，CD103。外周血 TCR 重排：TCR β（+），TCR δ（+）。符合大颗粒淋巴细胞白血病（large granular lymphocytic leukemia，LGLL），加用 MTX 15mg 每周一次。继续口服环孢素 75mg q12h。无效，2014 年 5 月因发热、感染死亡。

三、诊疗体会

ATG 联合环孢素强化免疫抑制治疗重型再生障碍性贫血（SAA）有效率可达 70%～80%。治疗后 6 个月仍无效的患者可能有非免疫异常发病机制、造血干细胞耗竭或免疫抑制强度不够等原因，但首先应重新复核诊断。患者可能为低增生型骨髓增生异常综合征或者其他骨髓衰竭性疾病。

LGLL 是一组起源于大颗粒淋巴细胞，累及外周血、骨髓或脾脏的克隆性疾病。根据细胞来源可分为 T 细胞型和 NK 细胞型。CD3$^+$ T-LGLL 约占 85%，常见于老年患者，中位发病年龄 60 岁。通常伴随贫血、血小板减少、中性粒细胞减少，而淋巴细胞绝对值增高，大颗粒淋巴细胞（LGL）明显增高。骨髓象可见 LGL 浸润。T-LGLL 常常合并自身免疫性疾病，患者的贫血可能为自身免疫性贫血或纯红细胞再生障碍性贫血（pure red cell aplasia，PRCA）所致，尤其与 PRCA 的相关性突出，在我国，已超过胸腺瘤成为合并 PRCA 最常见的基础疾病。但合并重型再生障碍性贫血罕见。而且本例外周血和骨髓中未出现典型大颗粒淋巴细胞，无脾大，初始诊断时免疫分型检查抗体选择不全，使本例在初始诊断中被漏诊。最终，因疾病进展，淋巴细胞绝对值进行性升高，免疫表型发现异常淋巴细胞，表达 CD3$^+$、CD8$^+$、CD16$^+$、CD57$^+$、CD56$^-$，且 TCR 重排阳性，证实其克隆性而确诊。

由于病例数少，目前 LGLL 治疗并无标准方案。有症状的 LGLL 的治疗主要采用免疫抑制治疗，常用的药物包括甲氨蝶呤、环磷酰胺、环孢素，难治患者可以采用氟达拉滨、阿仑单抗等。抗胸腺淋巴细胞免疫球蛋白可以清除 T 淋巴细胞，也被试用于 LGLL，有治疗成功的个案报道。但在本例中，ATG 联合环孢素治疗无效。

四、专家点评

再生障碍性贫血（AA）有两个发病年龄高峰，分别是 10～25 岁和 60 岁以上。但是老年人诊断 AA，需要注意除外继发于其他疾病，尤其是淋巴增殖性疾病的可能性。由于惰性淋巴增殖性疾病在骨髓细胞形态学和骨髓活检病理诊断中容易漏诊，流式免疫分型是 AA 患者非常重要的鉴别诊断检查方法。选择流式免疫分型抗体组合时，需要考虑到比较罕见的淋巴增殖性疾病，如 LGLL、多毛细胞白血病等的可能性，应选择合适、完整的抗体套系来检测。另外，对于 SAA 采用 ATG 联合环孢素强化免疫抑制治疗无效的患者，也需要重新复核患者的诊断，排除骨髓增生异常综合征和类似本例继发于淋巴增殖性疾病的可能性。

作者：陈苗
点评者：王景文

参 考 文 献

Killick SB，Bown N，Cavenagh J，et al. 2016. Guidelines for the diagnosis and management of adult aplastic anaemia. Br J Haematol，172（2）：187-207.

Steinway SN，LeBlanc F，Loughran TP，Jr. 2014. The pathogenesis and treatment of large granular lymphocyte leukemia. Blood Reviews，28（3）：87-94.

Zhang D，Loughran TP. 2012. Large granular lymphocytic leukemia：molecular pathogenesis，clinical manifestations，and treatment. Hematology/The Educaion Program of the American Society of Hematology，652-659.

2.2 黄疸、肝脾大、全血细胞减少怎么回事

1 例红细胞生成性原卟啉病的诊断

一、病例介绍

患者女性，45 岁。2014 年 5 月患者出现尿色加深、黄色，2014 年 7 月出现剑突下持续胀痛，伴纳差、乏力、皮肤巩膜黄染。查血常规：WBC 2.2×10^9/L，NEUT 70.2%，Hb 94g/L，PLT 52×10^9/L；肝功能：ALT 185U/L，TBil 145.22 μmol/L，DBil 82.98μmol/L，AST 326U/L，GGT 1131U/L，ALP 306U/L，TBA 45.9μmol/L；乙肝五项、丙肝抗体（-），EBV-IgM（+），CMV-IgM（+）；AFP（-）；腹部彩超提示肝脏弥漫性回声改变，脾大（肋下 66mm），门静脉主干及左右支管径均增粗，脾静脉明显增粗，少至中量腹腔积液。考虑"病毒感染"，予更昔洛韦抗病毒及谷胱甘肽、复方甘草酸苷等保肝治疗无效，其间监测 TBil 248.2～301.1μmol/L、DBil 203.1～235.5μmol/L。

患者起病以来体重下降 15kg。有光过敏，无皮疹、关节痛、口腔溃疡等。查体发现全身皮肤、黏膜及巩膜黄染，肝脏肋下 3 指，剑下 6 指，质韧，触痛、叩痛（+），脾脏肋下 6 指，质韧。

二、临床诊治经过

患者入院后复查血常规：WBC 4.33×10^9/L，NEUT 90.5%，Hb 88g/L，MCV 88fl，PLT 28×10^9/L，RET 3.17%。生化：ALT 156U/L，AST 347U/L，Alb 32g/L，GGT 479U/L，ALP 196U/L，TBil 357.1μmol/L，DBil 266.4μmol/L，TBA 126.4μmol/L；凝血：PT 14.6s，INR 1.31，Fbg 2.59g/L，APTT 33.6s。血清铁 49.9μg/dl，总铁结合力 194μg/dl，转铁蛋白饱和度 22.0%，铁蛋白 30ng/ml。血清蛋白电泳、免疫固定电泳（-），IgG、IgA、IgM 正常。补体正常，ANA、抗-dsDNA、ANCA、AMA 抗体亚型、自身免疫性肝病相关抗体谱、抗 gp210 抗体（-）。T、B 细胞亚群：T、B 细胞明显下降（B 细胞 35/μl，T 细胞 241/μl，CD4$^+$T 细胞 112/μl），CD8$^+$T 细胞有异常激活。CMV-IgM（+），CMV-DNA、CMV-pp65、EBV-DNA 均（-）。毒物：血尿筛查重金属及毒物均阴性。

骨髓涂片：增生活跃，各系比例大致正常，红细胞大小不等，部分中心淡染

区扩大，可见大红细胞及靶形红细胞，血小板略少。骨髓活检：大致正常。

　　患者为中年女性，亚急性起病，主要表现为肝脾大和进行性加重的黄疸，消瘦，无发热、淋巴结肿大。有光过敏史，无口腔溃疡、皮疹、脱发、关节肿痛等。肝酶及胆管酶均升高，胆红素以直间胆红素升高为主。病程中曾有 EBV-IgM、CMV-IgM（+）。

　　患者全血细胞减少，正细胞性，网织红细胞不低，骨髓造血基本正常，自身免疫指标均阴性，有脾大、门静脉高压表现，考虑为脾亢所致。

　　对于胆红素以直接胆红素升高为主，伴 GGT 和 ALP 增高，如果影像学（如彩超、CT、MRCP 等）提示有胆管扩张，则为肝外梗阻性黄疸；如果无胆管扩张，则为肝内胆汁淤积。

　　腹部彩超：肝大，剑下 7.1cm，肋下 3.3cm，回声欠均匀、增粗，门静脉内径增宽 1.5cm，脾大，肋下 6.4cm，腹盆腔积液，肝门区低回声（淋巴结可能）。增强 CT：肝脾体积增大伴实性密度减低，巨脾，门静脉、脾静脉管腔显著增宽，胆囊壁增厚，胆囊内斑片状致密影，腹盆腔大量积液（图 2.2.1）。

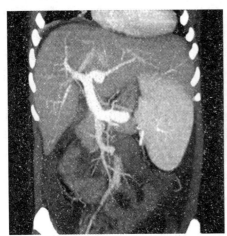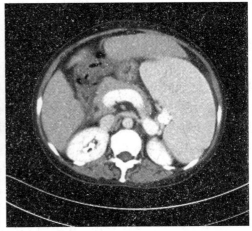

图 2.2.1　腹部 CT 图像显示肝脾大，门静脉、脾静脉增宽

　　以上腹部影像学检查，提示为肝内胆汁淤积。肝内胆汁淤积的原因可能是肝细胞性或胆管细胞性。肝细胞性胆汁淤积可见于各种造成肝细胞损伤的疾病，如脓毒症、内毒素血症、病毒性肝炎、酒精或非酒精性脂肪肝、药物、遗传代谢性、浸润性病变、肝硬化等。胆管细胞性胆汁淤积则可见于原发性胆汁性肝硬化（primary biliary cirrhosis，PBC）、原发性硬化性胆管炎（primary sclerosing cholangitis，PSC）或合并自身免疫性肝炎（autoimmune hepatitis，AIH）的重叠综合征、IgG4 相关性胆管炎、药物性胆管病等。

　　该患者肝脾大、肝内胆汁淤积的病因考虑 4 个方面。①感染：a.病毒感染，患者曾有 EBV-IgM（+），EBV-DNA 轻度升高，CMV-IgM（+）；但病程已超过 3

个月，且抗病毒治疗后肝功能仍进行性恶化，不支持。b.结核感染，可以出现肝脏浸润性病变，但患者无结核中毒症状，PPD 及 TB-SPOT（-）。②肿瘤：a.淋巴瘤，患者肝脾大，消瘦，全血细胞减少，需排除淋巴瘤可能。b.弥漫性肝癌，患者 AFP 阴性，暂无支持依据。③自身免疫性疾病：因相关自身抗体均阴性，不支持。④其他浸润性疾病：淀粉样变可以出现肝脾大，肝脏呈浸润性病变，但患者舌体不大、无肾脏及心脏受累表现，无 M 蛋白，不支持。

为了排除肿瘤行 PET/CT 检查：肝脏体积显著增大，密度减低，代谢弥漫性增高，$SUV_{avg}2.2$，$SUV_{max}3.0$；脾脏增大，代谢稍增高，$SUV_{avg}1.4$，$SUV_{max}1.9$；肝周、盆腔积液。根据 PET/CT 表现，不能排除血液系统恶性病变可能。

尽管患者血小板低，凝血功能差，严重淤胆，有创检查风险极高，但目前诊断不明，且不能排除血液系统恶性疾病，在输注血小板、新鲜冰冻血浆加强支持治疗后，行 CT 引导下肝脏穿刺活检，病理：肝小叶结构尚清，肝细胞广泛浊肿变性、显著淤胆及部分脂肪变性，可见点灶状坏死，肝窦扩张；汇管区纤维组织增生及散在淋巴细胞浸润。偏光显微镜下见红色双折光颗粒，伴"十"字征，符合卟啉病表现。

追述病史，患者 3 岁起出现光过敏，日光直射 15～20min 即出现皮肤红肿，烧灼样疼痛。化验检查：红细胞游离原卟啉 113.1μg/g Hb，尿卟啉、尿卟胆原（-）。诊断为红细胞生成性原卟啉病。予还原型谷胱甘肽、丁二磺酸腺苷蛋氨酸、熊去氧胆酸、异甘草酸镁退黄保肝治疗，以及短疗程琥珀酸氢化可的松 300mg qd 治疗，均无效。患者无条件行肝移植治疗。

三、诊疗体会

该例黄疸患者，因肝脾浸润性病变、消瘦、全血细胞下降，怀疑为血液系统恶性疾病，经肝穿刺最终确诊为红细胞生成性原卟啉病。卟啉病是由于血红素生物合成途径中的酶缺乏引起卟啉或其前体浓度异常升高并在组织中蓄积的一组疾病，分为遗传性和获得性两大类。主要累及皮肤和神经系统，表现为光敏性皮炎、腹痛和神经精神障碍。

血红素生物合成途径中不同的酶缺乏，导致不同的疾病类型，最常见的三种类型为急性间歇性卟啉病、迟发性皮肤卟啉病和红细胞生成性原卟啉病（图2.2.2）。

卟胆原脱氨酶缺陷引起的急性间歇性卟啉病（acute intermittent porphyria，AIP），为常染色体显性遗传，但多数有此遗传异常的个体从不发病（携带者）。青春期后发病，女性更常见。多在某些促发因素下发病，如低热量低碳水化合物饮食、大量饮酒、感染、过度疲劳、精神刺激、月经和药物等。腹痛最常见，可能被误诊为急腹症，伴有精神障碍，如易激动、幻觉、癫痫、昏迷。治疗采用正铁血红素和高糖。

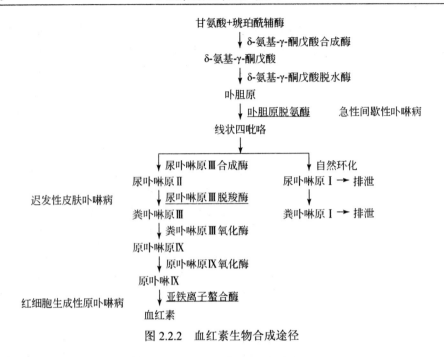

甘氨酸+琥珀酰辅酶
　　↓ δ-氨基-γ-酮戊酸合成酶
δ-氨基-γ-酮戊酸
　　↓ δ-氨基-γ-酮戊酸脱水酶
卟胆原
　　↓ 卟胆原脱氨酶　　　　　急性间歇性卟啉病
线状四吡咯

迟发性皮肤卟啉病
尿卟啉原Ⅲ合成酶　　　　自然环化
尿卟啉原Ⅱ　　　　　　　尿卟啉原Ⅰ → 排泄
　　↓ 尿卟啉原Ⅲ脱羧酶
粪卟啉原Ⅲ　　　　　　　粪卟啉原Ⅰ → 排泄
　　↓ 粪卟啉原Ⅲ氧化酶
原卟啉原Ⅸ
　　↓ 原卟啉原Ⅸ氧化酶
原卟啉Ⅸ
红细胞生成性原卟啉病　　↓ 亚铁离子螯合酶
血红素

图 2.2.2　血红素生物合成途径

尿卟啉原Ⅲ脱羧酶缺陷引起的迟发性皮肤卟啉病（porphyria cutanea tarda，PCT）最多见。特征为皮肤光过敏、慢性水疱、结疤。尿中卟啉增加明显。放血通常可有效地诱导临床缓解。低剂量的氯喹或羟氯喹能从肝脏排除过多的卟啉。

亚铁离子螯合酶缺陷引起红细胞生成性原卟啉病（erythropoietic protoporphyria，EPP），为常染色体显性遗传。但往往问不出家族史。患者病程很长，通常在儿童期发病，皮肤光过敏，主要是疼痛、发红和炎性肿胀。特征为肝并发症：当原卟啉形成过多，超过肝脏的最大排泄能力时，沉积于肝脏引起肝细胞的损伤，表现肝大、黄疸、腹痛及门静脉高压、食管静脉破裂出血等症状。原卟啉浓度在红细胞和血浆显著增加而尿中卟啉却阴性。光过敏的治疗措施是避免阳光照射，补充β-胡萝卜素，新药 Afamelanotide 可有效改善光过敏。铁不足会影响亚铁离子螯合酶的活力，应予治疗。但肝脏病变只能对症治疗、行肝移植。

四、专家点评

卟啉病往往被误诊或漏诊，通常是因为对这种罕见疾病的认识不足。对于有皮肤光过敏、肝脏损害、腹痛及神经精神系统症状的患者，需考虑到卟啉病的可能。一旦被怀疑，基于生化代谢产物积聚在血液、尿液，行相关检测容易诊断。家庭成员也应该筛查。患者应尽快开始治疗及预防长期肝并发症，提高患者生存质量。

作者: 陈苗
点评者: 王景文

参 考 文 献

Balwani M, Bloomer J, Desnick R. 2012. Porphyrias consortium of the NIH-sponsored rare diseases clinical research network. Erythropoietic protoporphyria, autosomal recessive. Gene Reviews [Internet], 1993-2017 [updated 2014 Oct 16].

Karim Z, Lyoumi S, Nicolas G, et al. 2015. Porphyrias: a 2015 update. Clin Res Hepatol Gastroenterol, 39 (4): 412-425.

2.3　山穷水尽疑无路，柳暗花明又一村

滤泡淋巴瘤合并冷球蛋白血症的诊治体会

一、病例介绍

患者女性，56 岁。主因"发热 2 个月"入院。患者 2 个月前无明显诱因发热，体温最高 39℃，伴盗汗、乏力、体重下降。入院查体：双侧颈部、双侧腋窝及双侧腹股沟区可触及 1～1.5cm 肿大淋巴结，无压痛，活动可。肝、脾肋下及边。查血常规：WBC $2.38×10^9$/L，NEUT $1.16×10^9$/L，Hb 97g/L，MCV 87fl，PLT $120×10^9$/L，RET% 0.19%；尿常规正常。肝功能、肾功能全套：Alb 29g/L，LDH 367U/L，其余大致正常。免疫球蛋白+补体+类风湿因子：IgG 4.99g/L，IgA 0.59 g/L，C3 0.284g/L，C4 0.001g/L，RF 462.9IU/ml。血清蛋白电泳未见 M 蛋白。铁蛋白 4028ng/ml，其余大致正常。胸部、腹部、盆腔 CT 检查提示双侧腋窝、两肺门、纵隔、腹膜后、双侧腹股沟多发淋巴结肿大；脾大。PET/CT 检查：全身多发肿大淋巴结，SUV 值 2.5～14.3。脾大、代谢增高；全身骨髓普遍性代谢异常增高。行右腋窝淋巴结活检，病理：滤泡性淋巴瘤（3A）；免疫组化结果：AE1/AE3（散在+），CD20（++），CD21（−），CD3（+），CD68（散在+），CD79α（+），Ki-67（50%），S-100（−），Bcl-2（90%+），Bcl（2%+），C-myc（15%+），CD10（−），Mum-1（90%+），CD23（−），CD5（−），cyclin D1（−）；IgH 重排阳性。骨髓涂片：淋巴瘤细胞 1%；巨核细胞 48 个，无产血小板巨核细胞。骨髓活检病理：（髂后）骨髓组织中造血组织比例略增多；造血组织中粒红比例大致正常，可见较多淋巴细胞，巨核细胞可见，局灶纤维组织增生。免疫组化：AE1/AE3（−），CD15（散在+），CD20（+），CD235a（散在+），CD3（散在+），MPO（+）。患者在等待病理结果期间仍有高热，住院 d14 患者出现尿量减少、夜间不能平卧、喘憋，查血小板下降、血肌酐升高（表 2.3.1），因急性肾衰竭、心功能衰竭转入 ICU 进行持续静脉血滤（continous veno-venous hemofiltration，CVVH）治疗。

ICU 进行 CVVH 期间患者仍无尿，监测提示血小板水平波动较大，血常规仪器回报血小板计数接近正常，但手工计数血小板仅 $10×10^9$/L～$20×10^9$/L；结合患者合并补体下降及肾衰竭，高度怀疑合并冷球蛋白血症，因此，在 37℃ 条件下重复了 M 蛋白检查，发现 IgM λ型 M 蛋白，MYD88、CXCR4 阴性；同时进行的冷球蛋白检查发现 I 型冷球蛋白血症存在，确诊了滤泡淋巴瘤合并 I 型冷球蛋白血症。

二、临床诊治经过

原发病治疗：d14 转入 ICU 后患者加用琥珀酸氢考 300mg qd 治疗，d19 改用泼尼松 1mg/（kg·d）治疗；d19 证实血小板下降后加用利妥昔单抗 375mg/（m^2·周）×4 次。

肾衰竭的诊治：考虑存在肾前性因素、冷球蛋白血症影响肾功能，d14～d27 患者行 CVVH，心功能衰竭症状好转；d27 后患者每日尿量恢复至 500ml/d，肌酐稳步下降，予停用 CVVH，转至普通病房继续救治。

血小板下降的诊治：筛查 PF4 抗体阴性，血涂片未见破碎红细胞，网织红细胞及肝功能大致正常，不支持肝素诱导血小板减少及血栓性血小板减少性紫癜；骨髓涂片可见淋巴瘤细胞及巨核细胞成熟障碍，考虑血小板计数波动是由于同时存在骨髓受累、免疫性血小板减少及冷球蛋白存在干扰血小板监测，予加用足量激素，d19 加用 TPO 1.5 万 U qd 治疗，但效果不佳，d35 予停用。

表 2.3.1 治疗后血肌酐、血小板恢复情况

指标	时间								
	d1	d8	d14	d15	d19	d28	d35	d45	d52
WBC（$\times 10^9$/L）	2.38	3.21	3.24	3.49	3.52	2.54	3.0	2.87	4.7
Hb(g/L)	87	81	86	90	92	90	92	95	100
PLT（$\times 10^9$/L）	120	73	30	120	19	14	9	30	120
SCr（μmol/L）	62	43	120	316	128	276	198	128	79
BUN（mmol/L）	5.8	7.0	25.8	34.3	14.5	37	16.2	14	8.2
Ca（mmol/L）	2.32		2.52	2.32		2.41			2.3
P（mmol/L）	1.3		2.19			1.92			1.5
K（mmol/L）	3.5		5.4	3.9		4.0			4.0
UA（μmol/L）	330		400						370
日尿量（ml）	1000	2000	无尿	无尿	无尿	500			2000
冷球蛋白			2%						阴性
C3（g/L）	0.284								0.489
C4（g/L）	0.001								0.003
RF（U/ml）	462.9								252

患者一般情况欠佳，ECOG 评分 4 分，长期卧床，未加用全身化疗。在足量激素与利妥昔单抗治疗后 27 天（d45），患者血小板呈上升趋势，肌酐水平进行性下降，治疗后第 34 天（d52）患者复查冷球蛋白阴性，血小板及肌酐恢复

正常，RF 呈下降趋势、补体回升，考虑冷球蛋白治疗有效，予泼尼松减量并开始接受 R-CHOP 化疗，目前仍在化疗中。

三、诊疗体会

患者诊断滤泡淋巴瘤后病情急剧恶化，表现在两方面，一方面是急性肾衰，另一方面是血小板下降。

急性肾衰病因分析：①肿瘤肾脏侵犯。Poitou-Verkinder 等报道了 15 例进行肾脏穿刺的慢性淋巴细胞白血病患者，其中 8 例为淋巴瘤侵犯，3 例为冷球蛋白血症相关膜增生性肾小球肾炎，1 例为淀粉样变。在淋巴瘤的尸检报道中，肾脏受累比例也高达 42%～57%，故肾脏受累是淋巴瘤患者肾脏损害最常见的原因。本例患者 PET-CT 未见肾脏高代谢，不支持肾脏受累。②溶瘤综合征。本例患者瘤负荷大，需要考虑自发溶瘤综合征的可能；但肿瘤典型的溶瘤综合征可见"三高一低"，即高血钾、高血磷、高尿酸及低血钙，本例患者尿酸不高、血钙正常，仅表现为肾衰、高血钾、高血磷，不符合典型溶瘤综合征表现。并且本例患者为滤泡淋巴瘤，Ki-67 指数仅 50%，出现自发溶瘤的可能性小。③高钙血症。淋巴瘤继发高钙血症可能引起肾衰，本例患者血钙正常，不支持。④冷球蛋白血症。前面文献已经提到在慢性淋巴细胞白血病中，冷球蛋白血症是第二位引起肾功能异常的病因。本例患者同时合并低补体血症，类风湿因子升高，发现 IgM λ型 M 蛋白，需警惕冷球蛋白血症引起肾损害可能；但也存在不典型之处，如无皮疹、紫癜、血栓事件表现，且患者查尿常规大致正常，可完善血清冷球蛋白检查以协助诊断。⑤药物。病程中有非甾体解热镇痛药、万古霉素服药史，需注意药物继发肾小管间质病变导致肾衰可能。⑥血栓性血小板减少性紫癜（TTP）。可继发于淋巴瘤，患者无微血管病性溶血性贫血证据，不支持。⑦肾前性。患者有发热、大汗、纳差，尿素/肌酐>20，需警惕肾前性因素参与。⑧合并肾小球疾病。如急进型肾小球肾炎，但患者尿常规大致正常，不支持，可完善自身抗体谱、抗中性粒细胞胞质抗体、抗肾小球基底膜抗体检查以辅助诊断。⑨肾脏大血管、肾后性因素，泌尿系超声及肾血管超声检查结果不支持。

血小板下降的病因需考虑：①原发病骨髓侵犯。骨髓穿刺提示淋巴瘤骨髓侵犯，但瘤细胞仅占 1%，与血小板下降程度不平行，需警惕其他因素参与其中。②免疫性血小板减少。骨髓穿刺提示血小板成熟障碍，支持本诊断。③噬血细胞综合征。铁蛋白升高不明显，无肝功能、凝血异常，不支持噬血细胞综合征。④肝素诱导血小板减少。患者曾接触肝素制剂，"4T"评分 3 分（time 1 分，thrombocytopenia 1 分，thromobosis 0 分，other reason 1 分），临床为低度可疑，查 PF4 抗体阴性，不支持本诊断。⑤病毒感染。筛查 CMV、EBV、B19 细小病毒相关指标阴性。⑥弥散性血管内凝血。患者临床无出血表现，D-二聚体无明显升高，APTT、PT

无进行性升高,不支持。⑦TTP。患者无溶血性贫血表现及中枢神经系统异常,重复血涂片检查可除外本诊断。⑧冷球蛋白血症。文献报道冷球蛋白血症可引起血小板假性升高及剧烈波动,即冷球蛋白碎片被误认为血小板,注意血冷球蛋白结果回报。⑨药物。患者病程中曾应用万古霉素,警惕抗生素相关血小板下降。但药物相关血小板下降在停药后 10~14 天多可自行恢复,与本例患者不符。

从上述鉴别诊断来看,同时可以引起急性肾衰及血小板下降的病因包括淋巴瘤广泛受累、冷球蛋白血症、TTP,但疾病受累不能解释病情全貌,临床已经可除外 TTP,合并冷球蛋白血症是肾衰、血小板低的重要原因。遗憾的是本例患者因为血小板下降未能进行肾脏穿刺明确病因。

冷球蛋白是一种 <37℃ 时发生沉淀、复温后可溶解的一种特殊免疫球蛋白(Ig)。冷球蛋白血症是指血清中存在冷球蛋白的临床症候群。冷球蛋白从免疫球蛋白类型上分为三类:Ⅰ型是单克隆型(主要为单克隆 IgG 及 IgM),主要继发于多发性骨髓瘤、巨球蛋白血症、MGUS 及慢性淋巴细胞白血病;Ⅱ型及Ⅲ型为混合型,其中Ⅱ型为多克隆免疫球蛋白合并单克隆免疫球蛋白(主要为 IgM 及 IgA);Ⅲ型为多克隆免疫球蛋白,混合型最常见的病因是 HCV 感染,在Ⅱ型冷球蛋白血症中约占 90%,其次为自身免疫性疾病、淋巴瘤及感染。Ⅰ型冷球蛋白血症多出现雷诺现象、网状青斑及遇冷后肢体坏死性皮肤紫癜的高黏滞、血管闭塞、组织缺血表现,约 30% 的患者可合并肾脏受累;而混合型冷球蛋白血症则更常见免疫复合物沉积的血管炎"SKLEN"(皮肤、肾脏、肺、脑、神经)表现,例如可出现肺出血、消化道出血等危及生命的临床症状。因此,在淋巴瘤合并难以解释的皮肤紫癜、皮肤缺血坏死、不明原因补体下降、类风湿因子升高、血尿/蛋白尿/肾功能异常及有血管炎表现时需要怀疑冷球蛋白血症的可能。而在本例患者的 M 蛋白检查初始为阴性,在 37℃ 时复查发现为阳性也可能与冷球蛋白特性有关。

Ⅰ型冷球蛋白血症的治疗主要是针对原发病,而针对淋巴瘤治疗的激素、环磷酰胺、利妥昔单抗均可应用,严重患者可考虑行血浆置换,针对原发病的治疗Ⅰ型冷球蛋白血症有效率为 80%~86%。在治疗过程中需要监测患者的脏器受累情况、补体及 RF 水平,而冷球蛋白水平与临床的严重程度不一定相关。其他的措施包括保温、防止肢体破损。

四、专家点评

冷球蛋白血症通常多见于多发性骨髓瘤、巨球蛋白血症及慢性淋巴细胞白血病,滤泡淋巴瘤合并Ⅰ型冷球蛋白血症是很罕见的。临床上冷球蛋白血症常见的多系统受累常常与淋巴瘤的多脏器浸润难以鉴别,并且该患者无典型的冷球蛋白皮肤损害及血尿/蛋白尿,给诊断带来了困难;但由于血小板急剧波动继而发现冷球蛋白阳性，成功诊断并治疗了本例侵袭性淋巴瘤合并Ⅰ型冷球蛋白血症。

　　作者：冯俊
　　点评者：王景文

参 考 文 献

Fohlen-Walter A，Jacob C，Lecompte T. 2002. Laboratory identification of cryoglobulinemia from automated blood cell counts，fresh blood samples，and blood films. Am J Clin Pathol，117（4）：606-614.

Geffen DB，FisherRI，LongoDL，et al. 1985. Renal involvementindiffuse aggressive lymphomas：results of treatment with combination chemotherapy. J Clin Oncol，3（5）：646-653.

Harel S，Mohr M，Jahn I，et al. 2015. Clinico-biological characteristics and treatment of type Ⅰ monoclonal cryoglobulinaemia：a study of 64 cases. Br J Haematol，168（5）：671-678.

Muchtar E，Magen H，Gertz MA. 2017. How I treat cryoglobulinemia. Blood，129（3）：289-298.

Poitou-Verkinder AL，Francois A，Drieux F，et al. 2015. The spectrum of kidney pathology in B-cell chronic lymphocytic leukemia/small lymphocytic lymphoma：a 25-year multicenter experience. PLos One，10（3）：e0119156.

2.4 奇怪的黏膜溃疡和憋气

滤泡淋巴瘤合并副肿瘤性自身免疫多器官综合征 1 例

一、病例介绍

患者女性，49 岁。因"口腔溃疡 9 个月，干咳、喘憋 5 个月"于 2015 年 11 月 25 日入院。患者 2015 年 3 月无诱因出现痛性口腔黏膜溃疡，2015 年 7 月口腔黏膜损害加重，出现阴道痛性溃疡，伴干咳、喘憋、盗汗，无发热、眼痛、关节痛或皮疹。针刺试验阴性，红细胞沉降率 41mm/h，C 反应蛋白 8.86mg/L，血清结核抗体阴性。诊断为"贝赫-切特综合征"，2015 年 10 月 4 日予甲泼尼龙 40mg ivgtt qd×19d→泼尼松 45mg po qd×7d→泼尼松 40mg po qd×26d，同时口服沙利度胺，口腔、外阴溃疡愈合，呼吸困难进行性加重。近半年体重下降 15kg。既往史：黄疸型肝炎、2 型糖尿病。查体：SpO_2 91%（自然状态）；体表面积 $1.482m^2$；无口腔、外阴溃疡或皮疹；双肺吸气相可闻及弥漫分布的开瓣音，未闻及干湿啰音；心、腹查体无特殊发现。

二、临床诊治经过

入院后完善检查，血常规：WBC $4.82×10^9$/L，NEUT 73.2%，Hb 95g/L（小细胞低色素），PLT $269×10^9$/L；血$β_2$-微球蛋白 1.410mg/L；血 LDH 185U/L；血清铁蛋白 5ng/ml；抗核抗体 1：160；HLA-B5、抗 BP180 抗体、Dsg-3、Dsg-1、ANCA 阴性。T、B 淋巴细胞亚群：B 0/μl，T4 584/μl，T4/T8 4.58%。NT-proBNP、心肌酶谱、心电图、超声心动图未见异常。血气（自然状态）：pH 7.369，PCO_2 49.0，PO_2 68.0，HCO_3^- 27.6，SO_2 91.9%，cLac 1.8mmol/L。呼气 NO 浓度：21ppb。肺功能：重度阻塞性通气功能障碍（FEV_1 0.45L/21.8%，FEV_1%/FVC 38.95%），弥散功能正常，舒张试验阴性。喉镜未见异常。肺动脉 CTA 未见异常。胸部高分辨率 CT+气道三维重建：双肺多发支气管轻度扩张。超声检查：右颈及锁骨上窝、双腋窝、双侧腹股沟多发肿大淋巴结。腹部、盆腔增强 CT 检查：空肠近段软组织占位（5.7cm×5.5cm），淋巴瘤可能。PET-CT：$L_{2~3}$ 水平肠系膜根部代谢轻度增高团块（7.7cm×4.2cm×5.5cm，SUV 值 3.5）；$L_{3~5}$ 椎体前方片状软组织影，包绕血管，代谢轻度增高；肠系膜上及双侧腹股沟多组肿大淋巴结，代谢稍增高；

伴骨髓弥漫代谢轻度增高及脾大，不除外血液系统恶性病变可能。脑脊液压力
145mmH$_2$O，脑脊液常规、生化、细胞学正常。骨髓涂片：增生活跃，粒红比 0.96：1，
淋巴细胞比例正常，部分淋巴细胞可见核畸形、切迹，胞质量极少。骨髓活检病理：
符合低级别惰性 B 细胞性淋巴瘤累及。右侧腹股沟淋巴结活检病理：符合非霍奇金
淋巴瘤，滤泡型，WHO I 级；免疫组化：AE1/AE3（-），CD138（散在+），CD20（++），
CD21（生发中心+），CD3（+），CD31（+），CD38（散在+），CD79α（+），Ki-67
（指数 20%），Bcl-2（+）。淋巴结活检基因重排结果：TCRβ（+）［Vβ+Jβ1/2（-），
Vβ+Jβ2（+），Dβ+Jβ1/2（-）］；TCRδ（+）［Vδ+Dδ+Jδ（+）］；TCRγ（-）［Vγ1-8，
Vγ10+多样化 Jγ区（-）；Vγ9，Vγ11+多样化 Jγ区（-）］；IgH（+）［VH-FR1+JH 克隆
重排（+）；VH-FR2+JH 克隆重排（+）；VH-FR3+JH 克隆重排（+）；DH+JH 克隆重
排（-）；DH7+JH 克隆重排（-）］；IgK（+）［Vκ+Jκ（+）；Vκ和内含子+Kde（+）］；
IgL（-）［Vλ+Jλ（-）］。

　　诊断为滤泡淋巴瘤（WHO I 级），黏膜损害考虑为淋巴瘤伴发副肿瘤性自身
免疫多器官综合征可能性大，呼吸困难考虑为 PAMS 合并闭塞性细支气管炎（BO）
所致。2016 年 1～7 月共行 6 个疗程 R-CHOP 方案化疗，具体为：利妥昔单抗 600mg
ivgtt d0，环磷酰胺 1.1g ivgtt d1，表柔比星 110mg ivgtt d1，长春地辛 4mg ivgtt d1，
泼尼松 100mg po d1～d5，化疗后浅表淋巴结明显缩小，增强 CT 评估显示病情部
分缓解，但呼吸困难无明显改善，2016 年 4 月 27 日出现纵隔及皮下气肿，经保
守治疗，3 个月后气肿吸收，但仍有憋气，末次随访为 2016 年 7 月 13 日，患者
仍需鼻导管吸氧 2L/min，SpO$_2$ 97%。

三、诊疗体会

　　本例患者为中年女性，以口腔、阴道溃疡伴干咳、憋气等症状起病。外院考
虑"贝赫-切特综合征"，予大剂量激素联合沙利度胺治疗，口腔及外阴溃疡愈合，
但无法解释患者进行性加重的呼吸困难。该患者的突出特点是憋喘明显，甚至休
息时都需要吸氧，但外院肺部 CT 检查未见明显异常，与临床表现并不平行，因
此患者转诊笔者所在医院后，从肺源性、心源性和全身性原因导致的低氧三方面
均进行了鉴别：①心源性方面最常见的原因是心力衰竭，但患者无肺循环淤血（肺
水肿）和体循环淤血（下肢水肿）的表现，且 NT-proBNP、心脏超声未见异常，
不支持；②全身原因如贫血等，患者仅轻度贫血，不能解释；③肺源性因素方
面除外了肺栓塞，进一步行肺功能检查发现患者存在重度阻塞性通气功能障碍，
但大气道未见梗阻，胸部高分辨率 CT+气道三维重建可见双肺多发支气管轻度扩
张，符合闭塞性细支气管炎（bronchiolitis obliterans，BO）的特点。至此，我们
似乎很难将反复口腔、外阴溃疡与 BO 联系起来用一元论解释，进而影像学检查
发现患者存在多发淋巴结肿大，行腹股沟淋巴结活检病理提示滤泡淋巴瘤，原发

病得以明确诊断。从一元论角度来看，该患者病程中突出的黏膜损害和肺部病变均可能与原发肿瘤相关。

副肿瘤天疱疮（paraneoplastic pemphigus，PNP）/副肿瘤性自身免疫多器官综合征（paraneoplastic autoimmune multiorgan syndrome，PAMS）是一种罕见的伴发于淋巴组织增殖性疾病或良恶性肿瘤的自身免疫性皮肤黏膜疾病。好发年龄45～70岁，亦有报道发生于儿童，男性较女性多见。PAMS 伴发肿瘤以非霍奇金淋巴瘤（NHL）、Castleman 病、慢性淋巴细胞白血病（CLL）等血液系统疾病为主。PAMS 伴发的 NHL 89% 为 B 细胞淋巴瘤，且以惰性淋巴瘤为主。本研究为一例滤泡淋巴瘤患者，为 PAMS 相对多见的伴发肿瘤之一。临床上，广泛、严重的痛性口腔黏膜糜烂或溃疡为 PAMS 的突出表现，且通常为首发症状。其他部位如眼结膜、外阴、扁桃体、咽喉部，甚至胃肠道黏膜亦可受累。PAMS 皮损呈多形性，常出现在口腔黏膜损害之后，初为限局性，以后可泛发全身，以头颈部、前胸后背和肢体近端为主。除皮肤、黏膜受累之外，PAMS 亦可累及其他脏器，其中 30%的 PAMS 患者出现肺受累，少数患者可表现为闭塞性细支气管炎（BO）。从机制上讲，免疫介导的损伤使气道黏膜柱状上皮脱落，阻塞小气道，从而出现闭塞性细支气管炎。其临床表现为干咳、呼吸困难；血气分析可见血氧饱和度降低和二氧化碳分压增高；肺功能检查常提示阻塞性通气功能障碍；CT 扫描可见双肺多发支气管扩张，有时可观察到弥漫性空气储留征象；支气管活检提示呼吸道纤毛柱状上皮与基底细胞层剥离，黏膜下层炎症细胞浸润，进而堵塞细支气管腔。BO通常发生在病程晚期，进展快，最终出现致命性呼吸衰竭。

结合临床表现、病理、免疫学检查可对 PNP/PAMS 做出诊断。皮肤、黏膜损害病理学提示基底细胞层上棘细胞松解及表皮内角质形成细胞坏死是诊断 PNP 的重要线索。通过直接免疫荧光（DIF）、间接免疫荧光（IIF）和免疫共沉淀等方法发现患者血清中存在能识别复层鳞状上皮、移行柱状上皮和单层上皮蛋白的自身抗体是 PAMS 重要的免疫学特征。获取病变部位组织病理并行 DIF 对其诊断价值高，但较为遗憾，本患者入院时黏膜损害已愈合，入院后送检 IIF 查抗体阴性，可能与外院使用激素及沙利度胺相关。但考虑患者滤泡淋巴瘤诊断明确，并先后出现口腔、外阴黏膜病变及呼吸困难，且肺功能和胸部 CT 均支持 BO 的诊断，从临床角度考虑诊断为 PAMS。

治疗方面，PAMS 的皮肤、黏膜损害可在手术完整切除肿瘤后得到改善；对于不可切除的肿瘤，针对原发病的治疗通常效果不佳，大剂量激素与环孢素、硫唑嘌呤、环磷酰胺等免疫调节剂联合应用可能改善皮肤、黏膜症状。亦有报道使用利妥昔单抗可治愈皮肤、黏膜损伤。肺损伤一旦发生则不可逆，不仅对药物治疗无反应，即便肿瘤切除后仍会继续进展，肺移植是唯一可能有效的治疗方法。PAMS 预后差，病死率高，主要死因为败血症、呼吸衰竭或潜在肿瘤，合并 BO则预后更差。本例患者的治疗反应与文献报道基本一致。病程早期较严重的黏膜损伤在免疫调节剂治疗后完全愈合，但肺部症状进行性加重。在 6 个疗程化疗后原发病部分缓解的情况下，其呼吸困难和氧合情况依然无明显改善，进而出现纵隔及皮下气肿等并发症，提示其长期预后不佳。

四、专家点评

滤泡淋巴瘤同时合并 PAMS 和 BO 实属罕见，国外文献中仅有个例报道。当患者出现原因不明的口腔黏膜损害，或/和与胸部影像学表现不平行的呼吸困难时，需高度警惕 PAMS。即便暂时不能完全符合 PAMS 的诊断标准，也有必要积极重复病变黏膜活检、DIF、IIF 和免疫共沉淀等检查以协助明确诊断，并积极寻找其伴发肿瘤。早期诊断，并行完整肿瘤切除术对预后意义重大。希望通过本病例分享，拓展临床医师对 PAMS 的认识，避免误诊误治，从而最大限度地使患者受益。

作者：韩潇

点评者：王景文

参 考 文 献

Czernik A，Camilleri M，Pittelkow MR，et al. 2011. Paraneoplastic autoimmune multiorgan syndrome：20 years after. Int J Dermatol，50（8）：905-914.

Hirano T，Higuchi Y，Yuki H，et al. 2015. Rituximab Monotherapy and rituximab-containing chemotherapy were effective for paraneoplastic pemphigus accompanying follicular lymphoma，but not for subsequent bronchiolitis obliterans. J Clin Exp Hematop，55（2）：83-88.

Leger S，Picard D，Ingen-Housz-Oro S，et al. 2012. Prognostic factors of paraneoplastic pemphigus. Arch Dermatol，148（10）：1165-1172.

Nikolskaia OV，Nousari CH，Anhalt GJ，et al. 2003. Paraneoplastic pemphigus in association with Castleman's disease. Br J Dermatol，149（6）：1143-1151.

Nousari HC，Deterding R，Wojtczack H，et al. 1999. The mechanism of respiratory failure in paraneoplastic pemphigus. N Engl J Med，340（18）：1406-1410.

Zhang J，Qiao QL，Chen XX，et al. 2011. Improved outcomes after complete resection of underlying tumors for patients with paraneoplastic pemphigus: a single-center experience of 22 cases. J Cancer Res Clin Oncol，137（2）：229-234.

2.5 由多饮、多尿和骨痛想到的

Erdheim-Chester 病 1 例

一、病例介绍

患者男性，60 岁。因"口干、多饮、多尿 3 年余，骨痛 3 个月"于 2014 年 1 月 22 日入院。患者于 2010 年 7 月起无明显诱因出现口干、多饮、多尿，每 20min 需饮水 1 次，每次量约 200ml，喜冷饮，伴尿量增多（每日>6L），夜尿 5～6 次/天。于当地医院查尿比重 1.005～1.008，血钠（Na）149.5mmol/L，其余大致正常；行禁水-加压试验后诊断为"中枢性尿崩症"。笔者所在医院查鞍区 MRI：神经垂体短 T_1 信号显示不清；垂体柄略粗（3.5mm），符合中枢性尿崩症表现。予醋酸去氨加压素（弥凝）0.1mg q8h 口服，口干症状减轻，尿量较前减少。2013 年 11 月患者出现骨骼疼痛，以双下肢明显，无红肿、皮温升高，伴胫骨中段隆起，有压痛，活动后加重，同时出现间断发热，最高体温 38℃左右，伴食欲下降、乏力、体重减轻（近 1 年体重下降约 10kg）。当地医院查血常规：WBC $10.9×10^9$/L，NEU% 70.2%，Hb 124.6g/L，PLT $443×10^9$/L；血生化大致正常；尿常规：比重 1.010，尿蛋白、尿潜血、尿白细胞、尿糖均正常；便潜血（-）；血沉 74mm/h，铁蛋白 409.8ng/ml（30～400ng/ml）；肿瘤指标：CA724 12.8U/ml（0～8.2U/ml），AFP、CA19-9、CEA、PSA 未见异常；免疫球蛋白、补体、甲状腺功能均正常；睾酮 0.48ng/ml（1.56～8.77ng/ml），泌乳素 23.34ng/ml（2.58～18.12ng/ml）；血清皮质醇 206.1nmol/L（171～536nmol/L），促肾上腺皮质激素 9.28pg/ml；右胫骨 X 线：右胫骨中段低密度区；双侧胫骨 CT：双侧胫骨骨髓腔密度不均，皮质下多发囊性变，局部骨质破坏；鞍区 MRI：神经垂体显示不清，垂体柄增粗，增强扫描内强化不均匀；与外院 2010 年老片对比，垂体柄较前明显增粗（6.4mm）。PET-CT：扫描范围内多发骨质密度异常及破坏区，FDG 摄取增高，骨髓瘤？转移瘤？行右胫骨病变处活检（右胫骨穿刺），病理：小条状增生的纤维组织中见大量含脂质的组织细胞及散在淋巴、浆细胞浸润，局部见少许退变坏死组织及可疑上皮组织。2014 年 1 月 22 日以"多饮、多尿、骨痛、发热原因待查"收入院。发病以来患者精神、食欲、睡眠欠佳，排便如常，夜尿 3～4 次/天，体重近 1 年下降约 10kg。既往史：近 3 个月出现血压升高。个人史：吸烟 1 包/天×20 余年，已戒烟 10 余年。偶饮酒。婚育史、家族史：无特殊。入院查体：血压 155/90mmHg，心率 90 次/分，双肺未闻及干湿性啰音，心律齐，各瓣膜区未闻及异常杂音，腹软，无压痛、反跳痛，双下肢胫骨前中段各可触及 1 个骨性包块，大小约 4cm×2cm，质硬，压痛明显，局部皮肤水肿。

二、临床诊治经过

入院后完善检查：血常规：WBC $9.27×10^9$/L，NEUT 72.2%，Hb 139g/L，PLT $308×10^9$/L；血生化：Alb 32g/L，CRE 68μmol/L，URE 4.92mmol/L；凝血功能正常；尿常规、便常规（−）；肿瘤标志物（−）；血清蛋白电泳、血清免疫固定电泳（−）。甲状旁腺激素 20.4pg/ml。甲状腺功能（−）；PRL 16.6ng/mL，T 21.3ng/dl，ACTH 12.8pg/ml，F 10.59μg/dl。自身抗体（−）。超声心动图：升主动脉及主动脉根部增宽，轻度主动脉瓣关闭不全，左室舒张功能减低，LVEF 74%。腹部超声：双肾盂分离（右肾盂分离 0.9cm，左肾盂分离 1.4cm）。胸腹部 CT：纵隔多发小淋巴结；左肾上腺增粗。骨扫描：颅骨放射性摄取轻度增高，相当于右第 6 前肋见条状放射增高区，双侧锁骨、左骶髂关节、四肢长骨放射性摄取明显增高，以干骺端为著，右胫骨中上段见环形放射性增高区。胸腹部血管 MRI：主动脉弓远段及降主动脉全程血管壁明显增厚伴强化；腹腔干及肠系膜上动脉起始处受累，管腔重度狭窄。CTU：左侧肾上腺毛糙增粗；腹主动脉及双侧髂总动脉管壁毛糙增厚，腹腔干近段中度狭窄，肠系膜上动脉近段重度狭窄，左肾动脉主干均匀轻度变窄，主肾动脉过早分支，管腔中度狭窄。双侧肾窦内可见边界毛糙的软组织密度影，包绕双侧肾盂肾盏，右肾前唇强化延迟、减低。心脏 MRI：主动脉弓远段及降主动脉管壁明显增厚伴强化；二尖瓣前瓣增厚，其相连腱索增粗，二尖瓣少量反流。

会诊外院右胫骨穿刺标本病理：小条状增生的纤维组织中见大量含脂质的组织细胞及散在淋巴、浆细胞浸润，局部见少许退变坏死组织，考虑为 Erdheim-Chester 病；免疫组化：CD68（++），CD1a（−），S100（+/−），CEA（局灶+/−），AE1/AE3（−）；活检组织 $BRAF^{V600E}$ 基因突变阳性。予干扰素-α 6MU 每周 3 次治疗。出院 6 个月后随访，患者无发热，骨痛好转，复查 PET-CT 提示全身骨骼及大血管病变代谢活性较前明显下降，主动脉 CTA 提示血管狭窄情况略有好转。

三、诊疗体会

患者为中老年男性，呈慢性病程，进行性加重，病程分为 2 个阶段。初期以烦渴多尿为主要表现，入院前半年则出现多系统、多部位受累，存在垂体、心脏、肺脏、大血管、肾脏、骨骼等受累表现，血清炎症指标升高，自身抗体阴性，影像学未提示显著实体肿瘤性病变。患者临床表现复杂多样，与常见的自身免疫性疾病、肿瘤性疾病、代谢性疾病所引起的多系统表现均不甚相符，诊断较为疑难。此时应追本溯源，从病初的中枢性尿崩症开始分析。

患者病初有明显的烦渴、多饮、多尿，每日尿量超过 6L，考虑多尿诊断明确，无高血糖、高钙等渗透性利尿的因素，且尿比重不高，故考虑多尿为尿中自由水成分增多所致。经过禁水试验，患者在血渗透压升高时查尿比重提示降低，故尿崩症诊断明确。尿崩症根据发病机制可分为中枢性尿崩症和肾性尿崩症，前者是由于抗利尿激素分泌不足所致，后者则是肾脏对于抗利尿激素的反应不足。本患者经过加压素试验，予醋酸去氨加压素治疗后尿量减少、尿比重升高，故考虑中枢性尿崩症诊断明确。

中枢性尿崩症在成人中多在 25~35 岁起病，其病因中特发性尿崩症占 52%，鞍区肿瘤占 22%，外伤导致的占 11%，明显高于儿童时期（占 5%）；组织细胞增生症多发生在儿童青少年时期，其他少见原因还包括感染和自身免疫病等。本患者起病年龄较大，且多次查鞍区 MRI 未见肿瘤的证据，亦无感染、创伤和自身免疫性疾病的证据，需考虑其他原因造成。

在病程的第 2 个阶段，除中枢性尿崩症和部分垂体功能减低外，患者还出现显著的多系统受累：①心脏，舒张功能减低；②肺脏，弥散功能轻度减低；③大血管，主动脉弓、降主动脉全程、腹主动脉的主动脉周围炎表现，腹腔干、肠系膜上动脉及肾动脉狭窄；④肾脏，肾窦内软组织包绕，肾盂、肾盏轻度分离；⑤骨骼，骨质多发破坏；⑥全身症状，发热、炎症反应明显。朗格汉斯细胞组织细胞增生症亦可出现多系统受累，但是多见于儿童，不过肺部、骨骼表现与本患者并不相符，并且难以解释患者心脏、大血管病变。因此，病理检查对于诊断变得尤为重要。因此，笔者所在科室与病理科联合会诊，通过加做免疫组化发现存在病变细胞 CD68（++），CD1a（-），S100（+/-），CEA（局灶+/-），BRAF V600E 突变阳性，结合临床考虑 Erdheim-Chester 病诊断相对明确，最终确诊。

Erdheim-Chester 病（ECD）于 1930 年由 Jakob Erdheim 和 William Chester 首次描述，是一种罕见的非朗格汉斯细胞组织细胞增生症，旧称"脂质肉芽肿"，病理基础是富含脂质的组织细胞浸润各器官，常呈现多系统受累。截至目前全球报道约 500 例。病因方面，近些年发现 50%~100% 的 ECD 患者的组织细胞存在 BRAF/V600E 突变，且通常具有相似的炎症因子激活，如干扰素-α、白介素-4、白介素-7、白介素-6、肿瘤坏死因子-α 等，均提示本病为一组以丝裂原活化蛋白激酶（RAS）信号通路激活为特征的单克隆疾病。

本病的临床表现具有多系统受累的特点。一般症状包括发热、乏力、盗汗、体重下降、发育迟缓等。其余受累系统主要包括：①骨骼系统，96% 的患者受累，下肢骨常见，典型表现为长骨近骨骺区域对称性硬化性骨病，也可以表现为溶骨性改变、骨膜炎。②中枢神经系统，45%~51% 的患者受累；中枢性尿崩发生是本病早期表现，其他症状包括突眼、小脑性共济失调、全垂体功能减低、视乳头水肿等，影像学上可呈现垂体柄结节、眶后肿物、脑实质脱髓鞘样改变。③心脏，约 75% 的患者受累，是本病预后不良的首要因素，临床症状可表现为心衰、心梗、瓣膜病、血栓、心脏压塞等，心电图可有短 PR、传导阻滞、病理性 Q 波、ST-T 异常等非特异性改变，心脏 MRI、冠脉 CTA 和心脏超声可呈现心包增厚、心肌浸润、右心房占位、瓣膜反流等改变。④大血管，通常表现为血管周围、主动脉旁浸润；受累血管包括头臂干、颈总动脉、锁骨下动脉腹腔干、肠系膜上动脉、肾动脉等，以血管狭窄为主要表现；CTA 可呈现较为典型的"主动脉壁增厚"。⑤呼吸系统，主要症状包括干咳、呼吸困难、发绀等，肺部 CT 可表现为小叶间隔增厚、实变、小囊性变、间质改变、胸膜增厚等；支气管肺泡灌洗找到特异的组织细胞是诊断肺部受累的主要依据。⑥腹膜后空间/肾脏受累，主要为腹膜后空间浸润，影响邻近器官（泌尿系统、肾上腺）；腹部 CT 可见"肾周组织毛糙"表现。

本病的实验室检查不具有特异性，可有 ESR、hsCRP、ALP 升高，可有受累脏器功能不全表现，如肾功能异常、内分泌异常等；影像学表现有一定的特点，长骨 X 线片可表现为长骨近骨骺区域对称性骨硬化；骨显像呈现长骨远端 ^{99m}Tc 对称性异常浓聚为本病特征性改变。本病诊断主要依赖病理：光镜下可见非朗格汉斯组织细胞（嗜酸、脂质）、黄色肉芽肿、淋巴细胞聚集、纤维细胞增生等；免疫组化：CD68（+），CD1a（-），S-100（-/弱+）；电镜下无 Birbeck 颗粒。近年来，研究发现 50%～100% 的 ECD 患者存在 BRAF/V600E 的基因突变。

本病目前唯一被证明有效的治疗方法为长期使用干扰素，具体为干扰素-α 300 万～900 万 U，每周 3 次，或聚乙二醇干扰素-2α 135～200μg/周。其他治疗方法如糖皮质激素等效果不确切。BRAFV600E 单抗威罗菲尼（vemurafenib）治疗 ECD 逐渐引起关注。最近的数据表明，威罗菲尼对于 BRAF/V600E 突变阳性的 ECD 患者治疗可以获得明确的效果，中枢神经系统和心脏、大血管的浸润性病变均可以获得减轻。预后方面，由于病例数有限，因此数据仅供参考，1 年生存率 96%，5 年生存率 68%。

四、专家点评

对于中老年起病的中枢性尿崩症患者，应当注意寻找背后原因。在患者出现多系统受累表现，而免疫病、常见肿瘤均无证据时，需要拓展思路，寻找有无其他血液系统疾病之可能，并且应当创造条件，积极寻找病理学证据。

ECD 是一种罕见的非朗格汉斯细胞组织细胞增生症，临床表现不具有特异性，患者很可能各系统病变而在专科分别就诊，从而延误诊断。针对性的影像学检查，尤其是骨扫描的特征性表现对诊断有重要的提示作用。本病的病理诊断是金标准，但因其发病率极低，且临床上与其他非朗格汉斯细胞组织细胞不宜区分，应特别注意加强临床与病理沟通，以协助最终明确诊断。

作者：曹欣欣

点评者：王景文

参 考 文 献

顾锋，金自孟，张殿喜，等. 2001. 中枢性尿崩症408例的病因及临床特点分析. 中华医学杂志，81（19）：1166-1171.

Cao XX, Sun J, Li J, et al. 2016. Evaluation of clinicopathologic characteristics and the BRAF V600E mutation in Erdheim-Chester disease among Chinese adults. Ann Hematol，95（5）：745-750.

Cives M，Simone V，Rizzo FM，et al. 2015. Erdheim-Chester disease: a systematic review. Crit Rev Oncol Hematol，95（1）：1-11.

Haroche J，Cohen-Aubart F，Emile JF，et al. 2015. Reproducible and sustained efficacy of targeted therapy with vemurafenib in patients with BRAF（V600E）-mutated Erdheim-Chester disease. J Clin Oncol，33（5）：411-418.

Mazor RD，Manevich-Mazor M，Shoenfeld Y. 2013. Erdheim-Chester disease: a comprehensive review of the literature. Orphanet J Rare Dis，8：137.

2.6 乏力中隐藏的危机

伏立康唑与辛伐他汀联用致横纹肌溶解症 1 例

一、病例介绍

患者女性,68 岁。2011 年 11 月确诊多发性骨髓瘤 IgDλ型III期(ISS),至 2012 年 8 月共行 9 个疗程化疗,获完全缓解,此后长期口服沙利度胺 150mg qn,每月输注双膦酸盐治疗,监测病情提示维持完全缓解,但间断因呼吸道细菌感染入院行抗感染治疗。2013 年 3 月 29 日因咳嗽、咳痰、气促入院,诊断为肺部感染(细菌合并真菌),先后经舒普深(注射用头孢哌酮钠舒巴坦钠)、莫西沙星、美罗培南治疗,并于 4 月 8 日起加用伏立康唑 200mg bid,患者病情逐渐好转,于 4 月 12 日出院,院外继续口服伏立康唑 200mg bid。5 月 23 日因"全身乏力进行性加重半月"收入院。患者既往高血压病史 43 年,高脂血症史 15 年,冠心病史 5 年,长期口服苯磺酸氨氯地平 5mg qd,富马酸比索洛尔 5mg qd,阿司匹林肠溶片 0.1 gqd,辛伐他汀 20mg qn。入院查体:浅表淋巴结未触及肿大,双肺呼吸音粗,未闻及干湿啰音,心腹部无异常,双踝部可凹性水肿。血常规:WBC 5.13×10^9/L, Hb 119g/L, PLT 193×10^9/L。生化:血肌酐 392μmol/L,谷丙转氨酶 151U/L,谷草转氨酶 137U/L,乳酸脱氢酶 868U/L,肌酸激酶 2627U/L。尿常规:尿蛋白 1g/L。

二、临床诊治经过

(1)诊断思路:该患者入院时血清肌酸激酶 2627U/L,升高超过正常值上限 10 倍,结合患者近期全身乏力进行性加重,急查血清肌酸激酶同工酶 CK-MB 144.3ng/ml,肌红蛋白>4047.0ng/ml(超出仪器检测范围)。同时临床除外急性心肌损伤、脑血管意外引起的 CK 及肌红蛋白升高,该患者横纹肌溶解症诊断明确。患者无剧烈运动、外伤、感染等病史,长期口服辛伐他汀,该药可导致横纹肌溶解症,故高度怀疑为此药所致。但患者已口服辛伐他汀多年,从未出现明显不良反应。对比此次发病前 3 个月内的生化监测结果(表 2.6.1),发现 2013 年 4 月 27 日及 5 月 10 日肌酸激酶虽均在正常范围,但有逐渐增高趋势,且血肌酐亦逐渐升高,在随后的 2 周内,患者逐渐出现乏力症状,直至 5 月 24 日入院发现横纹肌溶解症。患者其间未食用柚子等影响辛伐他汀药物浓度的食物，肝肾功能在 4 月 27 日之前变化不大，3 月 29 日肺部感染住院期间虽先后应用舒普深、莫西沙星、美罗培南治疗，但最晚至 4 月 12 日已全部停用，难以用这些因素解释。患者自 4 月 8 日加用伏立康唑后一直口服 200mg bid，因此考虑患者横纹肌溶解是否为此药与辛伐他汀存在相互作用，导致辛伐他汀代谢减慢，使辛伐他汀血药浓度升高所致。

（2）治疗：鉴于上述诊断思路，立即停用辛伐他汀。因伏立康唑疗程不足，仍继续原剂量口服。尽管患者血肌酐升高，但尿量不少，电解质及凝血项基本正常，故未采用血液透析，仅在严密监测下给予充分水化、碱化尿液、间断利尿治疗，同时辅以保肝及维持水、电解质平衡治疗，上述指标经短暂上升后逐渐下降，6 月 2 日血肌红蛋白降至正常，患者乏力症状消失，于 6 月 6 日出院（表 2.6.1）。嘱患者暂停口服辛伐他汀片，待停用伏立康唑后加用辛伐他汀。

表 2.6.1　治疗前后部分化验结果

检查时间 （年-月-日）	肌酸 激酶 （U/L）	肌酸激酶 同工酶 （ng/ml）	肌红蛋白 （ng/ml）	血肌酐 （μmol/L）	谷丙转 氨酶 （U/L）	谷草转 氨酶 （U/L）	乳酸脱 氢酶 （U/L）
2013-02-22	32			160	15	26	157
2013-03-30	47			196	10	15	173
2013-04-07	31			169	9	14	144
2013-04-11	35			163	11	16	155
2013-04-27	96			184	9	19	204
2013-05-10	117			202	13	25	202
2013-05-24	2 627	144.3	>4 047.0	392	151	137	868
2013-05-25	2 912	99.7	>4 047.0	413	134	136	1 039
2013-05-26	3 036	82.8	>4 047.0	415	134	127	1 034
2013-05-27	2 539	77.8	>4 047.0	392	190	144	1 083
2013-05-28	1 411	31.4	>4 047.0	373	155	98	930
2013-05-29	655	10.1	877.4	317	135	51	825
2013-05-31	183	1.7	82.2	253	79	41	678
2013-06-02	74	1.4	54.5	228	52	25	563
2013-060-4	46			203	39	31	458
2013-06-06	40			186	29	29	362
2013-07-01	27			223	8	21	135
2013-08-02	32			241	10	20	152

三、诊疗体会

横纹肌溶解症（rhabdomyolysis，RM）是由于某种原因所致的横纹肌损伤、细胞内成分进入血液循环引起生化紊乱及组织器官损害的临床综合征。常见病因有运动、肌肉挤压、热射病、药物、中毒、感染、炎症等。临床表现为不同程度的肌肉疼痛、肌无力、尿色加深，实验室检查可见不同程度的血浆肌酸激酶和肌红蛋白增高，极易引起多器官功能障碍，包括电解质紊乱、酸碱平衡失调、凝血功能障碍及急性肾损伤等，严重者可引起多脏器衰竭。横纹肌溶解症的诊断目前尚无统一标准，多数文献以血清肌酸激酶升高超过正常值上限 5 倍（即≥1000U/L）为标准，而在由降脂药物所致横纹肌溶解症中则以血清肌酸激酶升高超过正常值上限 10 倍（即≥2000U/L）为标准。横纹肌溶解症是一种临床危重症，常伴有威胁生命的代谢紊乱和急性肾损伤，病死率较高，因此横纹肌溶解症的早期诊断至关重要。本例患者入院时行常规生化检查发现肌酸激酶升高，对本病的早期诊断起到了决定性作用。

横纹肌溶解症的治疗关键在于早期病因治疗，减少进一步的肌损伤，恢复肾脏血流灌注，加快肌红蛋白清除。如果肌红蛋白不能很快清除，可引起肾功能损害，甚至导致多器官功能障碍综合征（multiple organ dysfunction syndrome，MODS）。治疗上应补液，纠正低血容量，恢复肾脏灌注；使用碳酸氢钠碱化尿液，这样既可纠正代谢性酸中毒，防治高钾血症，又可以增加尿中肌红蛋白的溶解度，减少管型生成阻塞肾小管，有利于预防急性肾损伤。应用袢利尿剂可以提高肾小管流量，促进肌红蛋白排泄。肌红蛋白分子量约为 17kDa，很难为血液透析所清除，但透析可以很好地纠正高钾血症、代谢性酸中毒及液体超负荷，维持内环境稳定，避免发展至 MODS。血液滤过更能有效地清除肌红蛋白，缩短肾功能恢复时间。因此，本病需早期诊断并行积极恰当的水化，碱化等治疗，必要时早期行血液净化治疗。本例患者发病时血清肌酸激酶升高明显，血清肌红蛋白已超出仪器检测范围，血肌酐在原有多发性骨髓瘤肾脏受损的基础上进一步升高，但患者尿量不少，无严重电解质及酸碱失衡，经停用可疑药物，并予积极补液、碱化尿液及利尿治疗后，患者血肌酐恢复至横纹肌溶解之前的水平。

引起本例患者出现横纹肌溶解症的原因，考虑为伏立康唑与辛伐他汀存在相互作用，导致辛伐他汀代谢减慢，使辛伐他汀血药浓度升高。辛伐他汀主要通过细胞色素酶 P450 同工酶 CYP3A4 途径代谢，而伏立康唑主要通过肝脏细胞色素 P450 同工酶 CYP2C19、CYP2C9 和 CYP3A4 代谢，同时也是这 3 种酶的抑制剂，因此当两药合用时，伏立康唑可以抑制辛伐他汀的代谢，使其血药浓度增加，进而增加横纹肌溶解的风险。本例在加用伏立康唑时，没有深入考虑药物间的相互作用，对辛伐他汀的剂量进行调整，所幸用药过程中进行了监测，出现症状后诊断及时，诊断时未发生严重并发症，经水化、碱化尿液及利尿治疗后病情迅速好转。

除辛伐他汀外，还有许多临床常用药物因通过 CYP45O 同工酶代谢，与伏立康唑合用时会导致其血药浓度增高。如特非那定、阿司咪唑、西沙必利、匹莫齐特和奎尼丁（均为 CYP3A4 底物）与伏立康唑合用，可使这些药物的血药浓度增高，从而导致 QT 间期延长，并偶可引起尖端扭转型室性心动过速。因此，伏立康唑说明书中已明确禁止这些药物与伏立康唑合用。另外，与某些可作为 CYP3A4 底物的药物合用时建议减量，如环孢素剂量建议减半，他莫克司建议减至原来剂量的 1/3，并严密监测血药浓度。既是 CYP2C19 和 CYP3A4 底物、又是 CYP2C19 抑制剂的奥美拉唑，与伏立康唑合用时，建议奥美拉唑剂量减半。苯二氮䓬类药物（CYP3A4 底物）、磺脲类药物（CYP2C9 底物）、口服抗凝剂如华法林（CYP2C9 底物），在与伏立康唑合用时应严密监测，及时调整药物用量。

横纹肌溶解作为辛伐他汀比较严重的不良反应，目前临床医生已足够重视。伏立康唑说明书中作为少见的不良反应，也提及肌痛、肌无力、肌病，发生率低于 1%。近年由伏立康唑引起横纹肌溶解的病例也偶有报道。本例患者发生横纹肌溶解症时合并应用了伏立康唑和辛伐他汀，在停用辛伐他汀后，肌红蛋白逐渐下降，病情缓解，继续服用伏立康唑过程中监测肌酸激酶无升高，因此认为直接导致患者横纹肌溶解的是辛伐他汀，而非伏立康唑。但因伏立康唑主要通过肝脏细胞色素 P450 同工酶 CYP2C19、CYP2C9 和 CYP3A4 代谢，本身又是这 3 种酶的抑制剂，加之 CYP2C19 基因的多态性，因此其药物浓度受多种因素影响，临床使用时应注意药物间的相互作用，注意监测其血药浓度，必要时测定 CYP2C19 基因多态性以提高用药的安全性和有效性。

四、专家点评

横纹肌溶解症是一种临床急症，虽然发病率不高，但因骨骼肌细胞内容物释放入血后极易导致急性肾衰竭，甚至导致多脏器衰竭，因此一旦发生，病情凶险。该病往往起病隐匿，发病初期不易被发现，甚至被误诊，诊断时往往已发生严重脏器功能损伤，影响预后。该患者因全身乏力起病，症状持续 2 周并不断加重才来就诊，所幸就诊当日在异常升高的肌酸激酶结果提示下，结合近期的生化监测结果，很快得以确诊，并明确了病因，经积极救治后痊愈。

该患者横纹肌溶解的原因是伏立康唑和辛伐他汀相互作用，导致辛伐他汀代谢减慢，血药浓度升高，从而出现横纹肌溶解的不良反应。该病例提示在临床用药时，一定要考虑到药物间的相互作用，合理调整药物剂量，即使按要求无需调整剂量的药物，也应严密监测，并告知患者关注可能发生的不良反应，保证用药的安全性和有效性。

　　作者：张野坪
　　点评者：周道斌

参 考 文 献

高伟波，曹宝平，薛晓燕，等. 2011. 59 例横纹肌溶解症临床分析. 中国急救医学，31（11）：
　　1011-1014.

雷和平，周宏灏. 2008. 伏立康唑的药代动力学及其与其他药物间的相互作用. 实用医学杂志，
　　24（11）：2011-2013.

李梅，何琬，马静，等. 2017. 伏立康唑治疗重型肝炎并肺部真菌感染致横纹肌溶解症 1 例. 中
　　华肝脏病杂志，25（1）：50-51.

曲彩红，雷姿颖. 2011. 伏立康唑与埃索美拉唑联用致乙肝肝硬化并肺部侵袭性真菌感染患者横
　　纹肌溶解症. 今日药学，21（11）：686-688.

Chavez LO，Leon M，Einav S，et al.2016. Beyond muscle destruction：a systematic review of
　　rhabdomyolysis for clinical practice.Crit Care，20（1）：135-146.

Luck RP，Verbin S. 2008. Rhabdomyolysis：a review of clinical presentation，etiology，diagnosis，
　　and management. Pediatr Emerg Care，24（4）：262-268.

Mannix R，Tan ML，Wright R，et al. 2006. Acute pediatric rhabdomyolysis：causes and rates of renal
　　failure. Pediatrics，118（5）：2119-2125.

Melli G，Chaudhry V，Cornblath DR. 2005. Rhabdomyolysis：an evaluation of 475 hospitalized
　　patients. Medicine，84（6）：377-385.

Neuvonen PJ，Niemi M，Backman JT.2006. Drug interactions with lipid-lowering drugs：mechanisms
　　and clinical relevance.Clin Pharmacol Ther，80（6）：565-581.

2.7 视力下降是谁之过

高龄淋巴瘤患者合并鼻窦真菌感染的诊治

一、病例介绍

患者男性，80 岁。2005 年 2 月出现上腹胀痛伴恶心，无呕吐、发热。腹部 CT：腹主动脉周围软组织团块约 3.8cm×2.7cm×2.6cm 大小，考虑肿大淋巴结融合伴部分坏死可能。PET/CT 示腹主动脉周围不规则肿块，代谢活性显著增高，大小约 6.6cm×4.4cm×8.9cm，SUV_{max} 36，其余未见代谢活性增高。CT 引导下行肿块穿刺术，病理见纤维硬结组织中有大量中、大淋巴样细胞浸润，形态异型，部分有核仁，可见核分裂象。免疫组化：CD20（+++），CD3（-），Ki-67（50%+），CD10（-），Bcl-6（-），Mum-1（+）。诊断为非霍奇金弥漫大 B 细胞淋巴瘤，骨髓病理未见肿瘤细胞，无发热、盗汗，6 个月内无体重减轻，诊断为ⅠA 期。入院后给予 R-CHOP 方案化疗，第 2 个疗程化疗结束后第 5 天，患者出现右侧头痛、头晕、眼胀、流泪，无发热，5 月 5 日请眼科会诊未见明显异常，视力 OD 0.3，OS 0.2，予维生素 B_{12}、迪可多眼药水滴眼，效果不明显，头晕、头痛症状加重。5 月 19 日头颅鼻窦 CT：蝶窦右侧及右侧后组筛窦炎症，鼻中隔向左侧偏曲及右侧下鼻甲肥厚。MRI 示右蝶窦炎症，累及右侧海绵窦可能；右眼眶内及右视神经异常改变，炎症可能。请耳鼻喉科会诊，考虑蝶窦炎，给予雷诺考特、鼻渊舒口服液治疗，效果差。5 月 24 日右眼视物双影，5 月 25 日右眼视物不清、右眼眼球凸出，疼痛，视力严重减退。眼科会诊视力 OD 0.05，OS 0.3。眼科眼底镜检查未见明显病灶。患者视力下降与眼底检查不符，反复留取眼部、鼻部分泌物培养：真菌阴性；鼻部分泌物细菌培养为凝固酶阴性葡萄球菌。

二、临床诊治经过

患者视力下降进展迅速，原因何在？首先考虑是否为淋巴瘤累及所致，评估淋巴瘤疗效，腹部 B 超示淋巴结已缩小至入院时的 50%，原发病灶治疗反应满意，依据 DLBCL 中枢累及的高危因素，患者均不具备，因此考虑球后淋巴瘤浸润的可能性不大；其次，考虑感染可能性，患者化疗后免疫力低下，又是高龄患者，同时鼻窦 MR 提示存在炎症，因此感染所致可能性更大，遂给予经验性抗感染治疗，因患者病情进展迅速，患者免疫力低下，同时给予抗细菌及真菌药物经验性治疗，5 月 25 日予注射用醋酸卡泊芬净及注射用哌拉西林钠他唑巴坦钠联合抗感染治疗。卡泊芬净第 1 天 70mg，第 2 天开始 50mg，在给予卡泊芬净治疗 9 天后，患者头痛好转，右眼局部突出稍好，但仍诉右眼不适，右眼失明，后颅疼痛。眼科检查：右眼无光感，右眼失明。为进一步明确诊断，同时清理病灶、缓解症状，6 月 3 日全麻下行经鼻内镜右蝶窦开放术，镜下见窦内有白色带毛状物，下方为黄白色多量干酪样物，周围窦腔黏膜水肿严重。予冲洗窦腔，并注入地塞米松，钳夹窦内容物送病理检查及培养。6 月 5 日患者头痛明显好转。病理：黏膜慢性炎，可见坏死、渗出及大量成团的曲霉样菌丝结构（有分隔及 45° 分支）真菌。病灶组织细菌培养（-），真菌培养提示曲霉菌。明确诊断：鼻窦侵袭性曲霉菌感染。继续给予卡泊芬净抗真菌，共用 16 天，而后因患者经济原因改用伏立康唑 200mg q12h×22d，后又因 GGT 明显升高至 1200U/L，伏立康唑改为 200mg qd。6 周后复查头颅 MRI 提示病灶消失。眼科检查测右眼视力提示失明；左眼视力 0.7，左眼矫正后视力 1.0。患者无眼部、鼻部不适。

三、诊疗体会

　　弥漫大 B 细胞淋巴瘤是非霍奇金淋巴瘤中最常见的一种类型，化疗后免疫力低下，易并发感染，包括细菌、真菌感染，真菌感染以肺部多见，但鼻窦真菌感染罕见，且容易被忽视。

　　此例患者为高龄老人，在发病过程中，发热并不明显，且无鼻部症状，起始即表现为视神经侵犯如头痛、眼痛、流泪、视物模糊、眼球突出，后逐渐出现视力下降。眼科及耳鼻喉科、神经科多次会诊检查并未见特殊病变，CT 影像学提示鼻窦炎，患者无发热，按照结膜炎及鼻炎给予对症治疗，效果差，患者症状逐渐加重，视力严重减退，因患者症状与眼底镜下所见及头颅 CT 表现不符，考虑非常规感染，行头颅 MRI 检查发现异常病灶，根据患者为真菌易感人群，结合临床症状及影像学改变，考虑真菌感染可能性大；另外患者为化疗 2 个疗程后，出现头痛及眼部症状，腹部 B 超示淋巴结已缩小至入院时的 50%，故考虑球后肿瘤浸润的可能性不大，遂及时予卡泊芬净联合哌拉西林钠他唑巴坦钠经验性治疗。患者头痛症状有所缓解，但视力及眼痛等症状改善不明显，右眼视力至失明，考虑到鼻窦部真菌感染的治疗原则是药物、手术联合治疗。遂决定局部开窗减压，尽快缓解症状，改善病情，并取得病理及培养结果给予确诊，术后患者头痛及眼部症状很快改善。

　　在鼻窦真菌感染中，筛窦和额窦的曲霉菌病预后凶险，感染可直接蔓延进入静脉，然后被排入海绵窦，导致脑神经功能缺损和颈内动脉血栓形成。筛窦曲霉菌病也可引起眼眶周围感染，进而蔓延至眼外肌和眼球，导致失明，故此病诊断和治疗及时非常重要。

四、专家点评

以非鼻部症状为首发表现的鼻窦真菌感染易造成漏诊和误诊，导致延误病情，尤其在老年患者，像发热等全身症状不明显的患者尤其易误诊，应提高警惕。鼻窦部真菌感染治疗原则采取药物、手术联合治疗，单纯药物治疗疗效差。

作者：王海飞
点评者：周道斌

参 考 文 献

Boucher HW，Groll AH，Chiou CC，et al. 2004. Newer systemic antifungal agents：pharmacokinetics，safety and efficacy. Drugs，64：1997-2020.

Brahm HS，Raoul H，David AS，et al. 2008. Defining responses to therapy and study outcomes in clinical trials of invasive fungal diseases：Mycoses Study Group and European Organization for Research and Treatment of Cancer Consensus Criteria. Clin Infect Dis，47：674-683.

Herbrecht R，Denning DW，Patterson TF，et al. 2002. Voriconazole versus amphotericin B for primary therapy of invasive aspergillosis. N Engl J Med，347：408-415.

Nicolai P，Tomenzoli D，Berlucchi M，et al. 1998. Endoscopic treatment of sphenoid aspergilloma. Acta Otorhinolaryngol Ital，18（7）：23-29.

Pagano L，Girmenia C，Mele L，et al. 2001. Infections caused by filamentous fungi in patients with hematologic malignancies. A report of 391 cases by GIMEMA Infection Program. Haematologica，86（8）：862-870.

PattersonTF，Kirkpatrick WR，White M，et al. 2000. Invasive aspergillosis. Disease spectrum，treatment practices，and outcomes. I3 Aspergillus Study Group. Medicine（Baltimore），79（4）：250-260.

Shao PL，Huang LM，Hsueh PR，et al. 2006. Invasive fungal infection-laboratory diagnosis and antifungal treatment. J Microbiol Immunol Infect，39：178-188.

2.8　粒细胞缺乏时发热一定是感染吗

弥漫大 B 细胞淋巴瘤化疗后反复发热

一、病例介绍

患者男性，50 岁。主因"阵发性腹痛 7 周，加重 1 天"入笔者所在医院普外科。患者 7 周前开始出现右下腹阵发性隐痛，无明显消瘦、发热及盗汗。1 天前腹痛加重，急诊超声示：右下腹异常回声，肠套叠待除外。遂入院行开腹探查：可见距回盲瓣12cm 左右的回肠腔内有一直径 4cm 的肿物。行根治性右半结肠切除术。术后病理示：（小肠肿物）弥漫大 B 细胞淋巴瘤，非特指型，非生发中心起源。免疫组化：CD20（+）、CD3（少数细胞+）、CD10（-）、FOXP-1（+）、GCET-1（-）、Ki-67（70%+）、Mum-1（+）、Bcl-6（-）、CD56（-）、Bcl-2（+）、GRAMB（-）、TIA-1（-）、EBV-EBER（-）。完善 PET-CT 检查：右半结肠术后改变，其余全身未见明显典型淋巴瘤征象，结肠代谢弥漫性增高，考虑良性改变，生理性或炎性？口咽部代谢活跃，双侧颈部多发淋巴结。完善骨髓形态、流式细胞、融合基因、染色体及病理检查，均未提示骨髓累及或存在异常。故诊断：弥漫大 B 细胞淋巴瘤（DLBCL），非特指型（NOS），非生发中心起源（non-GCB），Ann-Arbor 分期ⅠA，国际预后指数（IPI）评分 1 分。

二、临床诊治经过

患者入血液科后予 R-CHOP 方案化疗 2 个疗程，过程顺利。第 3 个疗程化疗后，患者出现粒细胞缺乏伴发热。予注射用头孢哌酮钠舒巴坦钠抗感染治疗 3 天无效，升级为注射用亚胺培南西司他丁钠。炎症指标：ESR 89mm/h；CRP 7.59mg/dl；PCT<0.1ng/ml。血气分析：PO_2 55mmHg，其余正常。完善病原学相关检测均提示阴性。G 试验、GM 试验、TBAb、CMV、EBV、呼吸道合胞病毒均阴性。肺 CT 检查可见间质性病变。考虑化疗药物相关性肺损伤，加用甲泼尼龙 80mg qd×10d，60mg qd×3d，40mg qd×3d，患者体温正常。一个半月后减至 12mg qd。复查肺 CT 提示间质病变基本消失。

因肺损伤建议暂停化疗，但患者家属担心疾病进展，强烈要求化疗，故调整化疗方案为 BEACOP 方案，选择之前未使用过的化疗药物依托泊苷，将柔红霉素调整为多柔比星脂质体，环磷酰胺更换为异环磷酰胺，激素依肺损伤疗程逐渐减量。化疗第9天患者再次出现发热，炎症指标：PCT 0.3ng/ml；ESR 59mm/h；CRP 1.11mg/dl；免疫球蛋白基本正常；多次血、痰、尿、便培养均阴性；血 CMV、EBV 均阴性；疱疹病毒、风疹病毒抗体均阴性；G 试验、GM 试验均阴性。肺 CT 提示双肺多发间质性病变，较第一次范围广泛且严重。加用甲泼尼龙 40mg qd 效果欠佳，加至 80mg bid 后，复查肺 CT 较前似略有好转，激素逐渐减量。复查肺 CT，间质性病变呈纤维索条转变。在激素减量至甲泼尼龙 20mg qd 后，受凉后再次出现高热，伴轻度活动后气短，血气分析提示 I 型呼衰。肺 CT 检查考虑肺部间质性病变反复，抗感染的同时将甲泼尼龙增加至 20mg bid 时体温不能控制，调整为甲泼尼龙 20mg tid，体温控制。后复查肺部 CT 提示病变逐渐缓慢吸收。

此次住院患者因存在低氧血症，故完善支气管肺泡灌洗检查，送检 PCP、TB 及细菌、真菌培养等均为阴性结果，但支气管肺泡灌洗送检 GM 结果回报 4.195 阳性，考虑继发真菌感染，加用静脉给予抗真菌药治疗，后延续口服治疗。其间检测血清 G 试验、GM 试验，多次为阳性。患者自最后一次症状反复后，历经 3 个月时间将激素最终减停。

三、诊疗体会

随着靶向药物在临床上的广泛应用，抗肿瘤药物相关肺损伤的发生率较前明显增加。其发病机制包括：直接损伤肺泡细胞（化学性损伤）；淋巴细胞的激活及肺泡巨噬细胞参与的细胞介导的肺损伤；化疗药物所致细胞因子大量释放引起毛细血管渗漏及肺水肿；表皮生长因子在 II 型肺泡上皮细胞表面高表达，参与肺泡壁的修复，EGFR TKI 阻碍了肺泡的修复。其病理主要累及肺间质，产生间质性肺炎、弥漫性肺泡损伤。影像学特点为：双肺病变；多发、弥漫分布；磨玻璃影、斑片状渗出影、网格影。药物相关性肺损伤的诊断属于排除性诊断，主要依据患者的临床症状，肺部 CT 表现及治疗反应来得出诊断，需要符合以下几点：抗肿瘤药物治疗开始（数小时至数月）出现；无法解释的低氧血症或呼吸衰竭；感染无法解释的发热、咳嗽、呼吸困难等症状；感染无法解释的影像学表现；停用抗肿瘤药物并使用糖皮质激素治疗可好转；排除肿瘤复发、心脏病导致及既往肺部疾病导致。

本例患者在使用靶向药物治疗后，出现发热、低氧血症，影像学示间质性病变，感染相关指标均阴性，予糖皮质激素治疗后好转，无心脏病及肺部疾病等病史，故考虑诊断为抗肿瘤药物相关性肺损伤。临床经验提示，发生过肺损伤的患者，再次遭受打击时肺损伤易反复发作。在激素减量过程中，减量过快也是导致疾病反复的原因。治疗小技巧：考虑到甲泼尼龙为中效糖皮质激素，可增加给药频率以达到全天有效控制症状的目的。第三次肺损伤治疗时，20mg bid 不能有效控制体温，调整为 20mg tid 体温就得到了控制。反复的肺损伤，长时间使用大剂量糖皮质激素，使患者易于继发感染，此例患者肺泡灌洗液 GM 试验阳性可明确诊断继发肺部真菌感染。综观病史可明确此为继发感染，而非致病因素。

四、专家点评

随着分子靶向药物在临床的广泛应用，化学性肺损伤的发生率较前有所增加，应引起临床医师的重视。化疗后，患者出现感染不能解释的发热时需考虑本诊断，通过胸部 CT 检查、炎症指标检测以鉴别诊断。糖皮质激素是治疗化学性肺损伤的药物，但在治疗过程中需警惕继发感染的可能性。

作者：包芳
点评者：王景文

参 考 文 献

蔡英全.2010. 辐射线-化疗药物致肺损伤的原理与防治.现代肿瘤医学，18（3）：626-628.

朱玉珍，冯勤富.2005. 放射疗法和化学疗法结合致肺组织损伤的研究进展.中国肿瘤，14（8）：534-537.

Camus P, Kudoh S, Ebina M.2004. Interstitial lung disease associated with drug therapy.Br J Cancer，91（2）：S18-S23.

Higenbottam T, Kuwano K, Nemery B, et al.2004. Understanding the mechanism of drug-associated interstitial lung disease.Br J Cancer, 91（suppl2）：S31-S37.

Lefrançais E, Ortiz-Muñoz G, Caudrillier A, et al. 2017. The lung is a site of plateletbiogenesis and a reservoir for haematopoietic progenitors. Nature，544（7648）：105-109.

2.9 皮疹为何迁延不愈

T 细胞淋巴瘤

一、病例介绍

患者男性，57 岁。2014 年 1 月患者出现双下肢及躯干多发红色斑片或地图样丘疹，无明显瘙痒，进行性增多，伴有较多白色鳞屑。就诊于某皮肤病医院，行皮肤活检：过度角化，表皮内及真皮浅层淋巴，中性，嗜酸粒细胞浸润，诊断"副银屑病"，给予黑光及中药治疗，略有好转。2014 年 4 月鼻背部肿物，外院行肿物活检，病理：表皮角化亢进，表皮内肿瘤团，细胞中等偏大，分裂象多见；免疫组化：CD3（+），CD5（-），CD56（散+），EBER（-），Ki-67（80%），B 系抗原（-），考虑皮肤 T 细胞肿瘤。骨髓穿刺：TCRβ/δ重排（+），诊断为 NHL，皮肤 T 细胞型，IVA 期。外院给予 CHOP 方案化疗 2 个疗程，患者枕部出现肿物伴溃疡。PET/CT：枕部软组织密度肿物代谢增高。随后给予 CHOPE 方案化疗 4 个疗程，疗效差。2014 年 11 月因枕部肿物伴溃疡就诊于北京大学第三医院（简称北医三院）整形科，行肿物切除及皮瓣修复术，术后病理：致密肿瘤细胞浸润皮肤全层；免疫组化：CD3（+），CD2（弱+），CD4（-），CD8（+），CD56（-），TIA-1（+），GRAMB（少+），EBER（-），TCR 重排（+）。北医三院病理诊断为 NHL，外周 T 细胞淋巴瘤。标本送医科院肿瘤医院病理科会诊：皮肤原发侵袭性亲表皮性 CD8$^+$细胞毒 T 细胞淋巴瘤。2014 年 11 月就诊于皮肤科，发现颈部多发淋巴结，1cm×1.5cm，全身暗红色斑片伴脱屑，再行腿部皮疹皮肤活检，病理：表皮角化亢进，角化不全，真皮浅层小淋巴增生伴嗜酸细胞浸润；免疫组化：CD3（+），CD2（+），CD4（+），CD8（+），CD5（+），CD7（+），CD56（-），TCR 重排（+），T 细胞不典型增生。予光疗及α-干扰素治疗 2 个月，皮疹好转，枕部再次出现包块，伴有颈淋巴结增大。2015 年 1 月行颈部淋巴结穿刺病理活检：弥漫一致性肿瘤细胞增生浸润，体积中等偏大，分裂象可见；组化：CD3（+），CD5（-），CD7（+），CD4（-），CD8（+），CD56（-），EBER（-）。北医二院病理诊断为外周 T 细胞淋巴瘤，非特指型。为进一步治疗入住笔者所在科室。患病以来患者精神、食欲尚可，睡眠稍差，二便如常，体重无明显减轻。既往史：2 型糖尿病。入院查体：生命体征平稳，头枕部、颈部可见多个肿大包块，头皮部可见一大 S 形切口，切口部位未见明显红肿渗出。双颈部及锁骨上触及包块。心肺腹部无特殊。入院检查：血常规：WBC 4.1×10^9/L，Hb 150g/L，PLT 205×10^9/L，LYM 19.5%，NEUT 69.7%。β_2-MG 1.98mg/L；LDH 276U/L。淋巴结超声：右侧颌下、左侧腋下、双颈部及锁骨上多发肿大淋巴结。枕部 B 超：枕部多发实性包块，结合病史考虑淋巴瘤浸润。左侧大小 $4.8cm\times3.4cm\times5.0cm$，边界欠清晰，内可见少量血流信号；右侧大小 $5.5cm\times2.7cm\times5.0cm$，边界欠清晰，内可见少量血流信号。

二、临床诊疗经过

患者入院后予 BEACOP 方案化疗 2 个疗程，颈部包块无明显缩小，调整治疗方案为 GDP+西达本胺，联合头颈部包块局部放疗，包块明显缩小、结痂。治疗过程中肺部出现新发团块影（多发、实性病变），患者无明显发热及胸闷、憋气症状，经抗真菌治疗效果不佳，考虑不除外疾病进展，行穿刺检查，病理：非霍奇金淋巴瘤累及，外周 T 细胞淋巴瘤，非特指型。穿刺组织见少许正常肺泡结构，肿瘤性细胞增生浸润肺泡腔及间质，肿瘤细胞体积中等，胞质少，核大、略不规则，染色质细，个别可见核仁，核分裂象易见。免疫组化：CD2（部分+）、CD8（+）、TIA1（+）、CD3ε（+）、CD56（-）、GRAMB（-）、CD7（+）、CD20（-）、CD4（-）、Pax-5（-）、TIF1（-）、CD5（-）、Ki-67（50%+）、EBER（-）。此后患者逐渐出现胸闷、气短、发热等症状，血气分析示 I 型呼吸衰竭，病情进行性加重。患者最终因呼吸衰竭死亡。

三、诊疗体会

患者为中年男性；病情呈侵袭性发展；病变广泛，对化疗反应差；病理：中等偏大细胞浸润表皮及真皮。免疫表型以 CD8（+）、CD4（-）、CD56（-）、EBER（-）为主；TCR 重排多次阳性。需要考虑鉴别的疾病有：①蕈样霉菌病（MF），本病好发年龄为 55～60 岁，进展缓慢，红斑斑块、肿块，真皮至表皮，脑回状小细胞，免疫表型以 CD4（+）、CD8（-）细胞为主。②Sezary 综合征（SS），成人起病，以红皮病为主要临床表现，严重瘙痒，无嗜表皮现象，脑回状小细胞，免疫表型以 CD4（+）、CD8（-）细胞为主，外周血可见肿瘤细胞。③结外 NK/T 细胞淋巴瘤，男性多见，临床过程呈侵袭性，皮肤斑块、肿块、溃疡坏死为主要临床表现，全身症状明显。真皮及皮下受累，几乎所有细胞 CD56（+）、EBV（+）。④原发皮肤侵袭性嗜表皮 $CD8^+T$ 细胞淋巴瘤，临床少见，以皮肤结节、肿块、角化亢进为主要临床表现，少见淋巴结受累。肿瘤细胞呈多形性或母细胞性，嗜表皮现象明显，细胞免疫表型特点为 CD8（+）、CD4（-）。⑤皮肤γ/δT 细胞淋巴瘤。四肢播散斑块、溃疡，淋巴结受累少见，浸润表皮、真皮、皮下，细胞偏大，多数细胞表达 CD56（+）、CD4（-）、CD8（-）。⑥原发皮肤外周 T 细胞淋巴瘤，非特指型（SPTCL-U）。较少见，原发于皮肤，难以归类为成熟 T 细胞淋巴瘤，为排除性诊断，易累及淋巴结、肝脾、骨髓，细胞形态多样，中到大细胞多见，多数细胞表达 CD4（+）、CD8（-），但不特异。

本例患者最终经与病理科多次会诊，考虑患者临床以皮肤起病，最终累及淋巴结，疾病呈侵袭性过程，淋巴结穿刺病理可见弥漫一致性肿瘤细胞增生浸润，体积中等偏大，核分裂象可见，细胞 CD3（+）、CD5（-）、CD7（+）、CD4（-）、CD8（+）、CD56（-）、EBER（-），诊断为原发性皮肤外周 T 细胞淋巴瘤，非特指型。

本例患者诊断历经周折，入院后采取多种化疗方案均未能控制疾病进展，化疗间期联合放疗仅使局部病变得到控制，患者因经济原因未能及早开始新药治疗，最终未能逆转病程。

四、专家点评

对于外周 T 细胞淋巴瘤（PTCL）诊断需依赖病理，CD4、CD8、EBER 是否阳性对于疾病的鉴别诊断有一定的参考价值。在诊断困难时，建议多收集病变组织送病理检查，或可解决诊断困局。对于治疗方案，局部大包块的治疗中，放疗作用显著，本患者头部病变经放疗得到控制，遗憾的是放疗只能针对局部病变。对于全身性病变，还是要联合化疗。多种新药的面世，给 PTCL 患者带来了治疗的希望，如西达本胺联合化疗可获得较满意的疗效。

作者：包芳

点评者：王景文

参 考 文 献

Beaven AW, Diehl LF. 2015. Peripheral T-cell lymphoma, NOS, and anaplastic large cell lymphoma. Hematology Am Soc Hematol Educ Program, 2015: 550-558.

d'Amore F, Gaulard P, Trümper L, et al. 2015. Peripheral T-cell lymphomas: ESMO Clinical Practice Guidelines for diagnosis, treatment and follow-up. Ann Oncol, 26（Suppl）5: v108-v115.

Duvic M. 2015. Choosing a systemic treatment for advanced stage cutaneous T-cell lymphoma: mycosisfungoides and Sézary syndrome. Hematology Am Soc Hematol Educ Program, 2015: 529-544.

Hamidah NH, Shahrom S, Siti Aishah MA, et al. 2014. Nasal type NK/T-cell lymphoma-diagnosis and treatment difficulties. Clin Ter, 165（3）: 139-142.

Jawed SI, Myskowski PL, Horwitz S, et al. 2014. Primary cutaneous T-cell lymphoma（mycosis fungoides and Sézary syndrome）: part I. Diagnosis: clinical and histopathologic features and new molecular and biologic markers. J Am Acad Dermatol，70（2）：205. e1-e16.

Mehta-Shah N，Horwitz S. 2015. Zebras and hen's teeth：recognition and management of rare T and NK lymphomas. Hematology Am Soc Hematol Educ Program，2015：545-549.

2.10 神秘的完全性中枢性尿崩症

朗格汉斯细胞组织细胞增生症

一、病例介绍

患者男性，24岁。主因"多饮、多尿7年，间断颈背疼痛5年，加重半年"就诊。患者7年前无明显诱因出现多饮（饮水量约10L/d）、多尿（尿量约10L/d）、尿色呈淡黄色或清水样，伴乏力、烦渴、口干。症状持续3个月后自服"蒙药"治疗，乏力较前好转，饮水量和尿量略有减少（饮水量和尿量约6L/d，夜尿量1～2L/d）。5年前患者无明显诱因出现右侧颈部疼痛，为持续性电击样刺痛，可耐受。行颈椎CT检查，提示"C_5动脉瘤样骨囊肿"，在当地医院进行4次局部放疗，效果不佳，多饮、多尿、颈部疼痛症状渐加重。4年前就诊于笔者所在医院内分泌科。

二、诊治经过

入院体格检查：神志清，精神好，自主体位。全身浅表淋巴结未扪及。甲状腺未触及。双侧乳晕颜色正常。心肺腹部查体无异常，双下肢不肿。体重指数29.7kg/m^2。实验室检查：血常规、便常规未见明显异常。肝功能：血清 ALT 191U/L、AST 104U/L、ALP 144U/L。肾功能：UA 510μmol/L。血脂：TG 5.78mmol/L、LDL 4.31mmol/L。电解质正常。内分泌实验室检查：垂体-甲状腺轴功能、垂体-性腺轴功能、皮质醇及 ACTH 节律、地塞米松抑制试验未见异常。尿常规：尿比重 1.005（1.010～1.030）、尿渗透压 112mOsm/（kg·H$_2$O）、血渗透压 328mOsm/（kg·H$_2$O）。禁水加压试验提示：完全性中枢性尿崩症。颈椎 CT：C_5 考虑动脉瘤样骨囊肿，巨细胞瘤不除外。鞍区 MRI 检查：垂体漏斗部结节样增粗，增强扫描呈结节样强化，直径约 4.3mm，组织细胞增生症不除外。行 CT 引导下 C_5 颈椎病变处穿刺。病理切片的组织学检查示"增生样改变，免疫组化染色显示 CD1a（个别+）、S-100 （+），考虑为朗格汉斯细胞组织细胞增生症。予醋酸去氨加压素 0.1mg 每日 2 次治疗，尿量可控制在 2～3L/d。治疗后复查血渗透压 319mOsm/（kg·H$_2$O）、尿渗透压 386mOsm/（kg·H$_2$O）。血电解质正常。2012 年 5 月患者转入血液科，完善相关检查：①浅表淋巴结超声，未见异常；②胸部 CT，未见异常；③腹部 CT，示脂肪肝，左肾小囊肿，肠系膜区轻度肿大淋巴结；④全身骨扫描，示 C_5 椎体右侧代谢活跃灶；⑤骨髓穿刺和骨髓活检，均未见明显异常。诊断：①朗格汉斯细胞组织细胞增生症（多系统低危）；②完全性中枢性尿崩症；③肥胖症；④非酒精性脂肪肝；⑤高脂血症；⑥高尿酸血症。予患者化疗联合腰穿+鞘内注 MTX 12.5mg+Ara-C 50mg 治疗（表 2.10.1）。

表 2.10.1　化疗方案及疗效评估

时间（年-月-日）	方案	疗效评估
2012-05-26	CHOP+VM-26 方案	
	环磷酰胺 1.4g d1，表柔比星 120mg d1，长春地辛 4mg d1，泼尼松 100mg d1～	
	d5，替尼泊苷（VM-26）100mg d1～d3	
2012-06-27	CHOP+VM-26 方案，剂量同上	PR
2013-08-06	CHOP+VM-26 方案，剂量同上	
2012-09-23	CHOP+VM-26 方案	CRu
	环磷酰胺 1.4g d1，表柔比星 80mg d1，泼尼松 100mg d1～d5，替尼泊苷	
	（VM-26）1200mg d1～d2、100mg d3	

末次化疗后患者自行停止治疗，未再返院复查。

半年前（2016 年 10 月）患者无明显诱因再次出现颈背部疼痛，于外院查胸部 CT 提示有 T_1 病变（具体不详），遂返院复查。完善相关检查：①骨髓相关检查，未见异常。②全身浅表淋巴结检查，双颈部、锁骨上区、腋下、腹股沟区未探及肿大淋巴结。③颈胸段 CT，T_1 椎体及附件、左侧颅骨、右侧第 5 肋骨质破坏伴软组织影，朗格汉斯细胞组织细胞增生症？C_5 椎体及附件病变，较前好转。④全身骨扫描，颅骨多发、右侧第 9 后肋、右侧第 4 前肋、T_1 椎体、右侧肩胛骨、右侧髂骨翼异常代谢活跃灶，结合临床资料，符合朗格汉斯细胞组织细胞增生症表现。考虑朗格汉斯细胞组织细胞增生症复发，给予 MTX 2g d1 联合 Ara-C 2g d2～d3 化疗 1 个疗程；BEACOP 方案化疗 1 个疗程，具体为：环磷酰胺 1.1g d1、d8；长春地辛 4.0mg d1、d8；依托泊苷 0.1g d1～d4；表柔比星 70mg d1、d8；泼尼松 60mg d1～d14；博来霉素 15mg d15、d23。目前患者症状较前明显好转。

三、诊疗体会

本例患者以多饮、多尿、颈肩部疼痛为首发症状，内分泌科检查发现血、尿渗透压异常，MRI 提示存在垂体漏斗部结节样增粗，同时合并多处骨质破坏，无淋巴结肿大，无骨髓受累。行颈椎骨病变处穿刺活检，病理诊断为"朗格汉斯细胞组织细胞增生症（Langerhans cell histiocytosis，LCH）"。最终诊断为"低危多系统疾病 LCH，中枢累及，复发"。

朗格汉斯细胞组织细胞增生症是一种罕见的组织细胞增生性疾病，由数目不等的淋巴细胞、嗜酸粒细胞及巨噬细胞构成的炎症细胞背景中存在着组织细胞，即免疫表型或功能上不成熟的朗格汉斯细胞。朗格汉斯细胞是在皮肤和黏膜中发现的特有树突状细胞。20 世纪 70～80 年代多个假设认为，LCH 可能源于 LCs 或者分化停滞的前体细胞，其在病理性炎症因子/趋化因子的错误引导下到达病变部位。2010 年，Badalian-Vcry 研究发现，LCH 具有 BRAF 基因突变（BRAF V600E），伴有 Ras 信号通路激活，可同时表达与皮肤朗格汉斯细胞相同的抗原 CD1a、CD207、S100，并包含 Birbeck 颗粒。此外，研究认为 LCH 的树突状细胞与皮肤中的朗格汉斯细胞不同，它具有很多幼稚髓细胞的特点，是由髓系树突状细胞来源。

LCH 临床表现多发生于儿童，以溶骨性病变、孤立性肿块和淋巴结肿大为主要表现。2/3 儿童患者主要为骨病变、皮肤病变。成人患者平均发病年龄 35 岁，多为多系统病变，大多数会出现骨受累，其次为皮肤受累、肺受累（吸烟是肺受累的高危因素，高分辨率 CT 扫描是最敏感的诊断性检查，可以发现特征性的囊肿和结节）。LCH 中最常见的内分泌异常为尿崩症，可能于 LCH 诊断前（4%）、诊断时（18%）或诊断后被识别出。

目前国际组织细胞协会将 LCH 分成两大类型：单系统疾病 LCH 和多系统疾病 LCH。LCH 风险分层分为：①单系统 LCH，即单部位或单系统多部位受累。②多系统 LCH，即两个或两个以上器官受累，伴或不伴功能受损。对于高危 LCH 还提出了危险组织或器官包括：骨髓、肝和/或脾。CNS 危险区域包括：乳突、蝶骨、眼眶、筛骨或颞骨，这些部位受累提示 CNS 受累的风险较高。

在治疗方面；

（1）单系统 LCH 治疗：①单颅骨病变（非 CNS 危险）可行手术刮除骨病变；也可以在病灶内注射糖皮质激素。但对于累及眼眶、乳突、颞骨或蝶骨的单颅骨的病变（CNS 风险），建议给予强化治疗。②对于皮肤病变患者，必须接受全面评估，以确定其他部位是否存在病变。对于有症状且仅有皮肤受累的 LCH 患者，可以给予口服甲氨蝶呤（每周 $20mg/m^2$），如果需要可加用巯嘌呤（每日 $50mg/m^2$）。也有报道局部使用部糖皮质激素、局部使用氮芥、口服甲氨蝶呤和口服沙利度胺能够缓解病情。

（2）多系统疾病 LCH 治疗包括诱导治疗、继续治疗、挽救性治疗。①诱导治疗：泼尼松龙 $40mg/(m^2 \cdot d)$，持续 4 周，然后再 2 周减停，长春碱每周 $6mg/m^2$，持续 6 周。疾病评估未达 CR，延长诱导治疗至 12 周。②继续治疗：是 LCH 治疗中至关重要的部分，如果不进行继续治疗，可预计患者在接下来的数月至数年会出现复发。最常用的方案：长春碱+泼尼松龙，以 3 周为 1 个周期，以完成 12 个月的总治疗时间，泼尼松龙 $40mg/(m^2 \cdot d)$，口服，每个周期的 d1～d5 给药，每 3 周重复，长春碱 $6mg/m^2$，静脉给药，每个周期的 d1 给药，每 3 周重复。对于诊断时有"危险器官"受累的患者，在继续治疗期每日给予巯嘌呤 50mg/（m² · d）口服，直到治疗结束。克拉屈滨对中枢神经系统肿块治疗有效。氯法拉滨也是一种合理的经验性疗法。阿糖胞苷可逆转神经变性综合征的症状和体征，但是对 LCH 损害的垂体进行治疗，尚未显示可逆转尿崩症。③复发 LCH 的治疗：克拉屈滨联合阿糖胞苷已用于儿童难治性 LCH，可使高危难治患者获益。沙利度胺对于低危组有效，高危组反应欠佳。维 A 酸，个案报道难治性皮肤病变，使用维 A 酸治疗效果良好。MACOP-B 方案，2009 年 Derenzini 报道使用该方案治疗 7 例成人 LCH，总反应率达 100%，其中 5 例患者得到完全缓解，2 例患者得到部分缓解。但 3 例患者在该强化治疗后 5～62 个月出现复发。

（3）放疗：有塌陷风险的骨病变 LCH，放疗能使大多数 LCH 患者的照射野内病灶得到控制。双膦酸盐对于骨 LCH 有效。

（4）靶向药物：伊马替尼，能够抑制 CD34⁺前体细胞分化为树突状细胞；部分 LCH 存在 PDGFRA+，故可考虑使用此药。BRAF 抑制剂：①威罗菲尼，8 例难治性 LCH，均有效，但是 1 例发生了皮肤癌。②达拉菲尼，Ⅰ/Ⅱ期临床试验，有个案报道有效。

（5）异基因造血干细胞移植：对于难治性 LCH 可采用 HSCT 治疗。

本例患者为低危多系统 LCH，中枢累及，存在塌陷风险的骨病变，既往接受过多次放疗、化疗，3 年后复发。患者复发可能与初始治疗时未进行维持治疗有关。由于该患者主要以骨及垂体病变为主，其后续治疗可考虑使用小剂量阿糖胞苷联合克拉屈滨，并建议患者坚持维持治疗。

四、专家点评

朗格汉斯细胞组织细胞增生症为罕见病，易于漏诊误诊，延误治疗。此例患者先后诊断为尿崩症、动脉瘤样骨囊肿，接受多次放疗，未能达到有效治疗。患者最终确诊为多系统疾病 LCH，需要接受全身治疗。对于该病发病机制的研究近年才有显著性突破，靶向药物及新药治疗正在临床应用中，疗效有待观察。

作者：田磊
点评者：王景文

参 考 文 献

Badalian-Very G，Vergilio JA，Degar BA，et al. 2010. Recurrent BRAF mutations in Langerhans cell histiocytosis. Blood，116（11）：1919-1923.

Caponetti GC，Miranda RN，Althof PA，et al. 2012. Immunohistochemical and molecular cytogenetic evaluation of potential targets for tyrosine kinase inhibitors in Langerhans cell histiocytosis. Hum

Pathol, 43 (12): 2223-2228.

Derenzini E, Fina MP, Stefoni V, et al. 2010. MACOP-B regimen in the treatment of adult Langerhans cell histiocytosis: experience on seven patients. Ann Oncol, 21: 1173-1178.

Haroche J, Cohen-Aubart F, Emile JF, et al. 2015. Reproducible and sustained efficacy of targeted therapy with vemurafenib in patients with BRAFV600E-Mutated Erdheim-Chester disease. J Clin Oncol, 33 (5): 411-418.

Kenneth LMcClain, Claudia A, Kozinetz. 2007. A phase II trial using thalidomide for Langerhans cell histiocytosis. Pediatr Blood Cancer, 48: 44-49.

Kieran MW, Cohen KJ, Doz F, et al. 2014. Complete radiographic responses in pediatric patients with BRAFV600E-positive tumors including highgradegliomas: preliminary results of an ongoing phase 1/2a safety and pharmacokinetics (PK) study of dabrafenib. J Clin Oncol, 32: 5s (suppl). Abstract 10056.

Rodriguez-Galindo C, Jeng M, Khuu P, et al. 2008. Clofarabine in refractory Langerhans cell histiocytosis. Pediatr Blood Cancer, 51 (5): 703-706.

Veys PA, Nanduri V, Baker KS, et al. 2015. Haematopietic stem cell transplantation for refractory Langerhans cell histiocytosis: outcome by intensity of conditioning. Br J Haematol, 169: 711.

2.11 真的不是自身免疫病

HCV 阳性弥漫大 B 细胞淋巴瘤

一、病例介绍

患者男性，20 岁。主因"间断双侧膝、髋关节痛 7 个月，加重伴左下肢肿胀 1 个月"入院。患者 7 个月前受凉后出现双侧膝、髋关节痛，伴活动受限，伴畏寒、出汗，自服感冒药症状无好转。外院化验：抗 ASO（+），ESR、WBC 升高，考虑"急性风湿性关节炎"，予地塞米松、抗生素、骨肽治疗后症状缓解。3 个月前受凉后再次出现双侧膝、髋关节痛，伴左大腿肌肉肿痛，予抗感染及尼美舒利治疗后症状缓解。1 个月前于剧烈活动后再次出现上述症状，同时伴左下肢肌肉肿痛、皮温升高、皮肤张力升高，外院化验提示 WBC、CRP、血沉、LDH、β_2-MG 升高，丙肝抗体阳性、丙肝病毒 RNA 复制活跃，予抗感染及洛索洛芬钠（乐松）抗炎治疗，症状无改善，腹部 CT 示脾脏巨大占位，收入笔者所在科室。患病近 1 个月以来，患者体重下降约 8kg。既往体健。

二、诊疗经过

入院体格检查：T 37.1℃，P 100 次/分，R 16 次/分，BP 135/80mmHg，精神差，全身浅表淋巴结未触及肿大，心肺未见异常；腹软，肝肋下未触及，脾脏肋下 4 横指，左大腿肿胀，皮温及张力高，左侧膝、髋关节活动受限，"4"字试验阳性。辅助检查：WBC 11.34×10^9/L、Hb 121g/L、PLT 102×10^9/L、NEUT 68.9%；ALT 106U/L，AST 115U/L；UA 698μmol/L；LDH 838U/L；抗 ASO（+）；β_2-MG 2.49mg/L；病毒：风疹病毒 IgG、巨细胞病毒 IgG、单纯疱疹病毒 IgG 均升高，IgM 均正常；EBV-DNA（-）；HCV 抗体（+）；HCV-RNA 8.05×10^7 拷贝/ml，基因分型为 HCV-1a 型。骨髓细胞形态学、免疫分型、融合基因、染色体及骨髓活检均未见异常。

双髋关节 MR：左侧股骨头下、股骨颈及股骨近端骨髓水肿伴周围肌肉肿胀、信号增高，考虑感染性病变可能性大。左大腿 MR：双侧股骨骨髓腔内异常信号（左侧为著），伴左侧股深肌群肿胀及信号异常，感染性病变？腹部 CT：脾脏巨大类圆形低密度影，大小约 9.5cm×8.2cm×9.6cm，增强扫描示周边实性成分轻度强化，考虑占位性病变可能性大；腹主动脉旁多发淋巴结影，最大 1.0cm×0.8cm。全身 PET-CT：脾脏、膈肌、左侧肾上腺、升结肠前方腹膜、左大腿、右大腿股动脉走行区、右侧股骨内侧踝多发放射性浓聚灶。病理检查（脾脏穿刺）：符合非霍奇金淋巴瘤，弥漫大 B 细胞淋巴瘤。肿瘤细胞广泛强表达 CD20。免疫组化结果显示：CD2（-）、CD3（-）、CD43（弱+）、CD79a（+）、CD99（-）、Ki-67（+80%）、TdT（-）、CD20（+）、MPO（-）、CD10（-）、CD117（-）。诊断：①非霍奇金淋巴瘤，弥漫大 B 细胞型，ⅣB 期；②丙型病毒性肝炎；③高尿酸血症。抗病毒治疗：利巴韦林 1200mg/d+长效 PEG-IFN。第 1 个疗程，B-NHL-2004 诱导治疗。具体为：长春新碱 2mg d1、d8、d15、d22；泼尼松 80mg d1～d28；脂质体多柔比星 40mg d1、d8，20mg d15。疗效：患者大腿肌肉疼痛明显好转，复查 HCV-RNA 2.5×10^4 拷贝/ml。第 2 个疗程，抗病毒治疗+化疗，B-NHL-2004 A 方案治疗。具体为：环磷酰胺 1.4gd1，0.4g d2～d4；长春新碱 2mg d1、d8、d15；泼尼松 80mg d1～d28；脂质体多柔比星 20mg d1、d2；阿糖胞苷 1g d1。复查 HCV-RNA：<10^3 拷贝/ml，PET-CT 提示达完全缓解。后续治疗：抗病毒治疗+R-CHOP×3、R-CHOPE×1、R-GDP×3，自体造血干细胞移植。预处理方案：R-BEAM。疗效：完全缓解。

三、诊疗体会

　　HCV 慢性感染导致 B 淋巴细胞异常增生，与 B 细胞淋巴瘤的发病相关，如黏膜相关淋巴组织结外边缘区 B 细胞淋巴瘤（MALT，类似 Hp 感染与 MALT 淋巴瘤发病机制）、弥漫大 B 细胞淋巴瘤（DLBCL）等。混合冷球蛋白血症（MC）是 HCV 感染导致淋巴细胞异常增生的早期表现，临床表现为合并明显紫癜、关节痛、乏力、器官受累（肝肾多见）、周围神经病及血管炎。HCV 感染+MC：高风险转化为淋巴瘤（35 倍），约占 10%。法国有研究表明，脾边缘区淋巴瘤（MZL）中 19%的患者具有 HCV 感染和 10%混合冷球蛋白血症。全球研究（4784 例患者）显示，HCV 致淋巴瘤的发生率 3.6%，其中主要类型为 DLBCL/MZL/LPL。大宗研究显示，HCV 感染能够增加 DLBCL（OR 1.5）、MZL（OR 2.2）、Burkitt 淋巴瘤（OR 5.2）、滤泡淋巴瘤（FL，OR 1.88）的发病率。抗病毒药物：PEG-IFN+利巴韦林（RBV）对于改善 HCV-MC 患者临床症状及病毒学指标具有作用。

　　（1）HCV 和惰性淋巴瘤的治疗：抗病毒治疗对于惰性淋巴瘤具有治疗作用。基因 1 和 4 型患者，PEG-IFN+利巴韦林（按体重计算）×48 周，血清病毒学应答（SVR）50%。基因 2 或 3 型患者，PEG-IFN+利巴韦林（按体重计算）×24 周，SVR 75%～90%。新药 boceprevir 或 teleprevir 针对 HCVNS3/4A 蛋白酶体抑制剂，对基因 1 型患者 SVR 有作用。PEG-IFN 与普通干扰素比较，SVR 为 60%比 37%。目前研究关注点：1PIRR 方案，PEG-IFN+RBV+利妥昔单抗（French研究CR100%）。2 种抗病毒新药联合应用：boceprevir 或 teleprevir+PEG-IFN+RBV。

（2）HCV 和侵袭性淋巴瘤的治疗：HCV 阳性的 DLBCL 中 HCV 基因型 1 型增加，与 HCV 阴性 DLBCL 比较，HCV 阳性的 DLBCL 保留惰性淋巴瘤免疫标记，往往存在脾脏受累。治疗方面建议化疗+抗病毒治疗：一线治疗推荐利妥昔单抗+蒽环类药物；对于进展期肝病+MC 患者，利妥昔单抗应用安全有效；对于肝硬化阶段患者，CD20$^+$B 淋巴细胞缺失，利妥昔单抗应用可能导致 HCV-RNA 一过性升高，对治疗仍有改善作用。533 例 DLBCL 患者：133 例 HCV$^+$，422 例 HCV$^-$；治疗均采用 R-CHOP 方案治疗。结果：①HCV 感染与预后无关。HCV$^+$DLCBL 与 HCV$^-$DLBCL 比较，3 年 PFS 69%比 77%；3 年 OS 75%比 84%。②HCV+DLBCL 患者肝功能损害及 HCV-RNA 复制增加。36 例（27%）存在严重肝功能损害：分级 3~4 级，HCV-RNA 复制明显增加（P=0.006）。结论：HCV+DLBCL 利妥昔单抗治疗中密切监测肝功能和 HCV-RNA 水平。意大利 2006 年 156 例 HCV$^+$DLBCL 患者，采用 CHOP 治疗，35 例联合利妥昔单抗治疗；5 例（4%）严重肝毒性，15 例（11%）延迟或减量；加利妥昔单抗治疗组：5 例中度肝损伤，无暴发性肝衰竭；疗效：CR67%，PR24%。272 例 DLBCL：28 例 HCV$^+$，220 例 HCV$^-$，方案：R-CHOP。3 年 OS 分别为 90.2%和 90.3%，3 年 PFS 分别为 63.8%和 67.0%。结论：HCV 感染与预后无关，HCV 感染不影响利妥昔单抗使用。

本患者在治疗初期较谨慎，未使用利妥昔单抗治疗，但后期治疗可以发现，并未引起肝炎暴发和肝衰竭，患者顺利接受自体造血干细胞移植，疗效良好。

四、专家点评

HCV 慢性感染导致 B 细胞异常增生，与 B 细胞淋巴瘤的发病相关。HCV 虽然与发病密切相关，但并不影响预后。在治疗方面，建议采用免疫化疗同时给予抗病毒治疗，利妥昔单抗的使用安全有效。

作者：杨萍
点评者：王景文

参 考 文 献

Alric L，Besson C，Lapidus N，et al. 2016. Antiviral treatment of HCV-infected patients with B-cell non-Hodgkin lymphoma：ANRS HC-13 Lympho-C Study. PLoS One，11（10）：e0162965.

Anderson LA，Pfeiffer R，Warren JL，et al. 2008. Hematopoietic malignancies associated with viral and alcoholic hepatitis. Cancer Epidemiol Biomarkers Prev，17（11）：3069-3075.

de Sanjose S，Benavente Y，Vajdic CM，et al. 2008. Hepatitis C and non-Hodgkin lymphoma among 4784 cases and 6269 controls from the International Lymphoma Epidemiology Consortium. Clin Gastroenterol Hepatol，6（4）：451-458.

Ennishi D, Maeda Y, Niitsu N, et al. 2010. Hepatic toxicity and prognosis in hepatitis C virus-infected patients with diffuse large B-cell lymphoma treated with rituximab-containing chemotherapy regimens: a Japanese multicenter analysis. Blood, 116 (24): 5119-5125.

Nishikawa H, Tsudo M, Osaki Y. 2012. Clinical outcome in diffuse large B-cell lymphoma with hepatitis C virus infection in the rituximab era: a single center experience. Oncol Rep, 28 (3): 835-840

Visco C, Arcaini L, Brusamolino E, et al. 2006. Distinctive natural history in hepatitis C virus positive diffuse large B-cell lymphoma: analysis of 156 patients from northern Italy. Ann Oncol, 17 (9): 1434-1440.

2.12　顽固的原幼浆细胞

伴浆细胞母细胞分化的多发性骨髓瘤

一、病例介绍

患者男性，48 岁。主因"上腹部不适 1 个月，发现贫血 1 周"来诊。患者 1 个月前无诱因出现上腹不适，伴反酸、烧心、嗳气、腹胀，未予治疗。1 周前门诊血常规检查提示贫血，Hb 75g/L，无腹痛、黑便，无骨痛、发热、乏力等不适，平素饮食尚可，骨髓穿刺检查提示骨髓中原幼浆细胞占 60%，为进一步治疗入院。患者既往体健，否认有放射物质、化学物质接触史。化验检查：血常规：WBC 3.97×10^9/L；Hb 74g/L；PLT 134×10^9/L。免疫球蛋白七项：IgA 6.39g/L、IgG 0.3g/L、IgM 0.07g/L。血轻链：λ-轻链 915mg/dl。尿常规：潜血（+）、PRO（++）。24h 尿λ-轻链：15g。β_2-MG11.87mg/L。ESR 80mm/h。肾功能：BUN 5.8mmol/L，Cr 146μmol/L，UA 738μmol/L；Ca 2.9mmol/L。肝功能：ALT 79U/L，AST 46U/L，LDH 507U/L。骨髓细胞形态学：原幼浆细胞比例 60%。骨髓活检：符合浆细胞肿瘤，免疫组化示 CD3（-）、CD79a（+）、CD117（-）、CD38（+）、CD138（+）、MPO（-）、CD20（-）、CD56（+）、PAX5（-）、CD34（-）、Ki-67（+85%）。FISH 染色：1q21 扩增，t（14；16）。全身 PET-CT：全身多发骨质破坏、明显骨质疏松，胸壁软组织肿块，肝脏浸润可能，纵隔淋巴结累及。入院诊断：多发性骨髓瘤，λ-轻链型，IIIA 期（DS 分期，ISS 分期）；肝功能损害；高尿酸血症；高钙血症。

二、临床诊治经过

第一个周期：PCD 方案治疗。治疗后复查：骨髓中原幼浆细胞占 18%；24h 尿轻链 1.5g；LDH 509U/L；影像学提示右睾丸占位。疗效评估：PD。第二个周期：PAD 方案治疗。治疗后复查：骨髓中原幼浆细胞占 35%；24h 尿轻链 1.5g；LDH 1592U/L；右睾丸切除后左侧睾丸出现占位（病理证实为肿瘤浸润）；B 超、CT：肝脏多发低回声病变，血流丰富，肝肾周围出现病变（性质待定）。疗效评估：PD。睾丸病理：符合浆细胞肿瘤。免疫组化：CD3（-）、CD79a（+）、CD38（+）、CD138（+）、MPO（-）、CD20（-）、PAX5（-）、Ki-67（+80%）、kappa（-）、labmda（+）。第三个周期：硼替佐米（万珂）+VIP 方案治疗。治疗后复查：骨髓中幼浆细胞占 1%；24h 尿轻链 1.185g；LDH 545U/L；B 超检查未见明显肝脏病变；睾丸占位较前缩小；腹部和前臂皮下出现约 1cm×1cm 大小肿块。皮肤病理：浆细胞瘤伴母细胞分化，免疫组化显示 CD3（-）、CD20（-）、PAX5（-）、Mum-1（+）、CD10（-）、Bcl-6（-）、Bcl-2（-）、CD38（+）、CD138（+）、CD56（+）、CD5（-）、cyclin D1（-）、EBER（-）、Ki-67（>95%）。疗效评估：PD。第四个周期：硼替佐米+VIP+脂质体多柔比星方案。治疗后复查：骨髓中幼浆细胞占 1%；24h 尿轻链 0.85g；LDH 450U/L；B 超检查未见异常；睾丸占位较前缩小，皮肤病变基本消失。疗效：VGPR。后续硼替佐米+VIP+脂质体多柔比星方案巩固×2 个周期，患者复查腹部 CT 提示双肾、肾周、胃壁、胸膜、胸部及膀胱病变，考虑骨髓瘤髓外浸润，考虑疾病进展；换用硼替佐米+MP、硼替佐米+来那度胺治疗，疾病仍较前进展，出现浆细胞白血病，患者合并感染、呼吸衰竭后死亡。

三、诊疗体会

本病例多发髓外软组织病变，伴多发淋巴结肿大，常规多发性骨髓瘤一线治疗方案疗效欠佳，皮肤病理提示存在浆细胞瘤伴母细胞分化，故需考虑进行鉴别诊断。主要与浆母细胞淋巴瘤鉴别。伴浆母细胞分化的骨髓瘤临床发生率偏低，肿瘤生长迅速，易发生髓外受累。超过 2/3 有髓外侵犯，常见部位：颈淋巴结、上消化道、呼吸道、中枢神经系统。浆母细胞骨髓瘤的细胞细小，染色质呈网状，胞质少（小于细胞核体面积的一半），很少或根本没有核周陷凹，细胞核>10μm 或核仁>2μm，临床特点为生长迅速，Ki-67 平均 87%。遗传学改变包括：NRAS、KRAS、TP53 突变和缺失、1p 缺失、1q21 扩增涉及 CKS1B、MYC（8q）；其中 RAS 突变、P53 缺失、MYC 重排是最常见的遗传学改变。预后差，临床常属于复发难治的多发性骨髓瘤，ASCT 是可能的治疗选择。浆母细胞淋巴瘤（PBL）是一种成熟的 B 细胞肿瘤，WHO 分型归为弥漫大 B 细胞淋巴瘤的亚型。起源于分化晚期的 B 细胞，具有免疫母细胞的形态学特点，同时具有终末 B 细胞的免疫学特点。免疫标记：成熟 B 细胞标志物的丢失和浆细胞相关抗原的表达［表达浆细胞标记（CD38、VS38c、CD138、IRF4/MUM1 和 CD79a），B 细胞标记（PAX5 和 CD20）低表达或缺失，表达正性调控蛋白（PRDM1/BLIMP1）、活化的转录因子（XBP1）］。IgH/MYC 基因重排是主要的细胞遗传学改变。PBL 分为两类：一类是口腔的 PBL，多见于 HIV 感染，具有浆母细胞的形态学特征而无浆细胞的分化；另一类是口腔外的 PBL，口腔外病变部位最常见的是胃肠道、淋巴结和皮肤，多见于非 HIV 感染的免疫缺陷患者，如实体器官移植后患者及长期激素治疗的患者，具有浆细胞的分化特征。有研究表明，口腔 PBL 较口腔外 PBL 具有较好的生存率。治疗采用类似 DLBCL 治疗方案：CHOP 样、CODOX-M/IVAC；EPOCH；hyperCVAD；HDCT+HSCT；bortezomib+联合化疗。个例报道中有复发难治的 PBL

患者使用免疫调节剂来那度胺。预后：绝大多数患者伴有 EB 病毒的感染，具有高度侵袭性，治疗反应极差，中位生存时间 14 个月。

四、专家点评

该例患者有不良染色体异常、髓外病变、高 Ki-67、LDH 升高，这些均是多发性骨髓瘤预后差的高危因素，患者应用硼替佐米联合脂质体多柔比星治疗短期有效，但很快出现疾病进展。对该类患者新药联合强化疗诱导可能会获益，获得缓解后应尽快序贯自体造血干细胞移植及维持治疗以改善预后。

作者：杨萍
点评者：王景文

参 考 文 献

Blade J，de Larrea CF，Rosinol L，et al. 2011. Soft-tissue plasmacyomas in multiple myeloma：incidence，mechanisms of extramedullary spread and treatment approach. J Clin Oncol，29（28）：3805-3812.

Greipp PR，Leong T，Bennett JM，et al. 1998. Plasmablastic morphology—an independent prognostic factor with clinical and laboratory correlates：Eastern Cooperative Oncology Group（ECOG）myeloma trial E9486 report by the ECOG Myeloma Laboratory Group. Blood，91（7）：2501-2507.

2.13　是死灰复燃吗

1 例淋巴瘤治疗后发生肝占位病变的诊治

一、病例介绍

患者男性，54 岁。2000 年 10 月诊断为弥漫大 B 细胞淋巴瘤ⅣB 期，病变累及多处淋巴结及双侧肾上腺。先后给予 7 个疗程 CHOP 方案化疗，并于 2001 年 3 月行自体外周血造血干细胞移植，后再次巩固化疗两次后停止治疗，病情持续完全缓解。2009 年 11 月开始无明显诱因出现消瘦、间断发热，2 个月间体重减轻约 10kg，大约每半月发热一次，每次持续数天，体温 37～38.5℃，口服"感冒药"后体温能恢复正常，无咳嗽、咳痰，无腹痛、腹泻等症状。在社区医院给予喹诺酮类药物治疗 1 周，无明显效果。

入院后查体：轻度贫血貌，其余未见明显阳性体征。血常规：WBC 10.46×10^9/L，NEUT 66.4%，LYM 21.8%，Hb 111g/L，PLT 175×10^9/L，CRP 42μg/ml。尿常规未见异常，粪常规未见异常。血清生化检查：Alb 30g/L，LDH 正常，ALT 49U/L，ALP 250U/L，GGT 252U/L。凝血：Fib 5.15g/L、D-二聚体 869μg/L。ESR 65mm/h。乙肝五项均阴性、抗-HCV 抗体阴性、HIV 抗体阴性、梅毒抗体阴性、CMV、EBV、单纯疱疹病毒、风疹病毒、弓形体 IgM 抗体均阴性。抗结核抗体阴性、PPD 试验阴性。多次血培养阴性，降钙素原阴性。甲状腺功能正常。肿瘤标志物：CA 125 41.43U/L，其余正常。β_2-MG 正常。铁蛋白 449.1ng/ml。血清免疫球蛋白及外周血淋巴细胞亚群大致正常。自身抗体均阴性。骨髓细胞形态学大致正常。骨髓流式细胞免疫分型显示各细胞比例大致正常，未见异常克隆。骨髓 IgH、TCRγ、TCRδ 基因重排均（-）。B 超示浅表淋巴结肿大（最大 2.6cm×0.6cm），结构及血流信号无异常；肝右叶内低回声实性结节（直径约 1.5cm），脾略厚。CT 见双侧肾上腺内支增粗，密度欠均匀，结合病史，考虑淋巴瘤侵犯可能性大。PET/CT 见左肾上腺结节（直径 1.1cm），代谢活性增高（SUV_{max}4.0），结合病史不除外淋巴瘤浸润，体部其余未见明显异常代谢活性增高灶。

二、临床诊治经过

入院后在积极进行检查诊断的同时，发现患者有外周血白细胞增多，不能完全排除感染性疾病，先后给予多种抗生素治疗，无明显效果，仍有间断发热（图 2.13.1）。

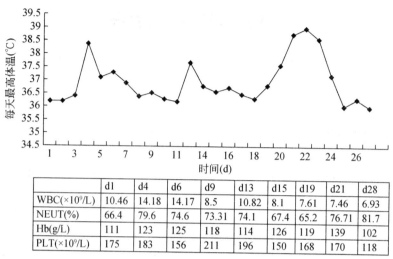

图 2.13.1 每天最高体温及血常规结果

	d1	d4	d6	d9	d13	d15	d19	d21	d28
WBC($\times 10^9$/L)	10.46	14.18	14.17	8.5	10.82	8.1	7.61	7.46	6.93
NEUT(%)	66.4	79.6	74.6	73.31	74.1	67.4	65.2	76.71	81.7
Hb(g/L)	111	123	125	118	114	126	119	139	102
PLT($\times 10^9$/L)	175	183	156	211	196	150	168	170	118

考虑到有弥漫大 B 细胞淋巴瘤病史，未用过免疫靶向治疗，现出现发热、消瘦、PET/CT 见肾上腺有高代谢占位性病变，有低白蛋白血症，轻度贫血，血清铁蛋白升高，考虑淋巴瘤复发的可能性大，肾上腺占位取活组织检查难度大，于 2010 年 2 月开始给予 R-CHOP 方案化疗 2 次。化疗后患者体温恢复正常，一般状态良好。两次化疗后 CT 检查提示双侧肾上腺内支增粗，与化疗前无明显变化，肝脏饱满，脾略厚。

之后的 6 个月内一般状态良好，无明显不适症状，患者不同意继续化疗。2010 年 8 月，患者再次出现间断发热，体重减轻 5kg。门诊超声：肝内回声不均匀，右叶见多处片状低回声，较大者 2.2cm×1.8cm，未见血流。CT 见肝脏形态饱满，尾状叶为著，增强后可见肝实质缓慢不均匀强化；脾大，约 8 个肋单元，密度均匀；左侧肾上腺增粗，较前变化不大。血常规：WBC 9.4×10^9/L，NEUT 74.2%，LYM 16.2%，Hb 104g/L，PLT 183×10^9/L。血清生化：Alb 25g/L、ALT 53U/L、ALP 427U/L、GGT 402U/L、LDH 正常、胆红素正常。肿瘤标志物：CA125 117.7U/ml，其余正常。Fer 528ng/ml；β_2-MG 3.21mg/L。再次收入院，仍有间断发热，复查超声：肝内可见多个实性肿物，较大者 4.2cm×3.2cm，边界清楚。前两次 R-CHOP 化疗后体温正常，一般状况改善。考虑肝脏病灶为淋巴瘤进展所致，给予 R-EPOCH 方案化疗及对症支持治疗。化疗后约 1 个月，复查 B 超见肝脏形态饱满，内见多个不均质肿物，部分边界不清，最大者约 6.4cm×5.7cm，周边及内部均见血流，另一较大者约 4.0cm×2.3cm；有腹腔积液。血清 CA125 升高，385.3U/ml，其余肿瘤标志物正常。行 B 超引导下肝穿刺，病理检查（肝右叶肿物组织液）：涂片内见少量肝细胞，未见肿瘤细胞；腹水检查结果：无色透明，介于渗出液与漏出液之间，培养无致病菌生长；腹水沉渣病理检查：见组织细胞，增生的间皮细胞、淋巴细胞，未见瘤细胞。血清生化：Alb 23g/L、ALT 60U/L、AST 51U/L、LDH 171U/L、CA125 444.7U/L、甲胎蛋白正常。再次复查 CT 见肝脏内多发占位性病变，最大者直径 7.8cm（图 2.13.2）。再次行 B 超引导下肝穿刺，病理检查见少许肝组织，肝板结构及排列轻度紊乱，肝细胞可见浊肿及点状坏死。后复查 B 超，提示肝脏占位进行性增大，直径达 12cm，第三次行 B 超引导下肝穿刺，病理诊断为"高分化肝癌"。之后给予介入治疗、姑息治疗等，病情短暂稳定后进展，6 个月后患者因消化道出血、全身衰竭死亡。

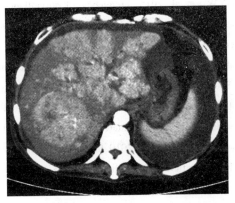

图 2.13.2　CT 见肝脏多发占位，肝右叶最大占位病变直径达 7.8cm

三、诊疗体会

　　本例患者有弥漫大 B 细胞淋巴瘤病史，本次发病表现为发热、乏力、消瘦等症状，非常类似淋巴瘤的 B 症状，PET/CT 检查发现原先的原发病灶肾上腺有代谢增高的占位性病变，实验室检查有低蛋白血症，在临床上考虑淋巴瘤复发进展，两次化疗后发热等症状消失，也符合淋巴瘤的一般治疗反应。但是本次病程中，有两个指标进行性异常，一个是血清 CA125 水平，另一个是肝脏影像学检查发现占位性病灶。由于 CA125 的特异性不强，甲胎蛋白一直正常，根据病史，也容易误诊为淋巴瘤累及肝脏。本例患者经多次穿刺活检得以确诊。对于弥漫大 B 细胞淋巴瘤患者晚期复发比例较低，如果怀疑晚期复发最好经病理确诊，以免误诊。

四、专家点评

　　弥漫大 B 细胞淋巴瘤长期缓解的患者出现新病灶需要鉴别是淋巴瘤复发还是

第二肿瘤，应该尽量取病灶活检，通过病理学确诊，同时监测肿瘤标志物水平，以免误诊。

作者：魏立强
点评者：周道斌

参 考 文 献

Areethamsirikul N，Reece DE. 2015. The risk of secondary primary malignancies after therapy for multiple myeloma. Leuk Lymphoma，56（11）：3012-3021.

Chien SH，Liu CJ，Hu YW，et al. 2015. Frequency of surveillance computed tomography in non-Hodgkin lymphoma and the risk of secondary primary malignancies：a nationwide population-based study. Int J Cancer，137（3）：658-665.

Donin N，Filson C，Drakaki A，et al. 2016. Risk of second primary malignancies among cancer survivors in the United States，1992 through 2008. Cancer，122（19）：3075-3086.

Juárez-Hernández E，Motola-Kuba D，Chávez-Tapia NC，et al. 2017. Biomarkers in hepatocellular carcinoma：an overview. Expert Rev Gastroenterol Hepatol，11：1-10.

Morton LM，Curtis RE，Linet MS，et al. 2010. Second malignancy risks after non-Hodgkin's lymphoma and chronic lymphocyticleukemia：differences by lymphoma subtype. J Clin Oncol，28（33）：4935-4944.

Rimassa L，Reig M，Abbadessa G，et al. 2017. Tumor biopsy and patient enrollment in clinical trials for advanced hepatocellular carcinoma. World J Gastroenterol，23（13）：2448-2452.

Shimizu D，Inokawa Y，Sonohara F，et al. 2017. Search for useful biomarkers in hepatocellular carcinoma，tumor factors and background liver factors（Review）. Oncol Rep，37（5）：2527-2542.

2.14 异常蛋白为何物

γ重链病伴 TCR 重排 1 例

一、病例介绍

患者男性，84 岁。2012 年 8 月因左颌下面部肿胀就诊，血常规示 WBC $3.1 \times 10^9/L$，Hb 94g/L。肝肾功能正常。超声示颌下多发肿大淋巴结，$0.5cm \times 0.8cm$。CT 提示纵隔、腋窝、心包横膈组、腹膜后、髂总、髂外、腹股沟等多组淋巴结肿大，最大径 1.3cm，考虑恶性淋巴瘤可能性大，不除外扁桃体、鼻咽顶后壁、右侧心包受侵犯。行颈深部淋巴结切除，病理：淋巴组织增生，可能为多克隆性，以 T 区增生为主，伴局部区域中性粒细胞浸润，恶性证据不足；免疫组化：CD19（+），CD20（+）CD21（+萎缩的 FDC），CD23（+萎缩的 FDC），CD2（+），CD3（+），CD5（+），Bcl-2（++），Bcl-6（-），周期蛋白 D1（-），Ki-67（+10%），CD30（散在大细胞+）。左颈肿物活组织送检：抗原受体基因克隆性重排，PCR 检测 TCRB-B、TCRB-C、TCRG-A（+），提示 T 细胞受体克隆性重排。给予间断服用复方环磷酰胺 100mg 每日 3 次口服，泼尼松 15mg 每日 2 次口服，依托泊苷 50mg 每日 2 次口服，血象下降明显后停药，后再次使用，反复用药 1 年。复查 CT 提示深部淋巴结较前缩小，最大 0.9cm，胰腺、脾脏正常，未见腹水。

2013 年 12 月 6 日因胸闷、憋气 20 天再次收住入院。查体：体温 37.8℃，消瘦，双颈部、腋窝腹股沟均可触及多个肿大淋巴结，最大直径 2cm。肝肋下未及，脾肋下 2cm。血常规：WBC $1.61 \times 10^9/L$，NEUT 92.11%，LYM 5.13%，Hb 68g/L，PLT $97 \times 10^9/L$。生化：总蛋白 55.5g/L，白蛋白 25.1g/L，球蛋白 30.4g/L。血清肿瘤系列：SCC 0.9ng/ml，CA125 655.2U/ml，CEA<0.50ng/ml，CA199<2.00U/ml，AFP 1.69ng/ml，Fer 317.06ng/ml。胸腹部 CT 平扫：右下肺占位性病变；纵隔、双肺门、双腋窝及腹盆腔多发增大淋巴结；脾大，双侧胸腔积液，合并右肺局部肺不张，腹水，心包积液。胸水生化：总蛋白 40.4g/L，LDH 正常；胸水常规：黄色，李凡他试验阳性，总细胞 $1500/mm^3$，白细胞 $1250/mm^3$，单核 90%，多核 10%。胸水免疫分型：淋巴细胞占 51.79%，以 T 细胞为主，表达 CD38、CD7、CD5、CD4、cCD3、CD2、CD3，部分表达 CD10，$CD4^+CD3^+/CD8^+CD3^+$ 比例 3.62。血清蛋白电泳：白蛋白 41.0%（60.3%~71.4%），2.52g/dl；α_1-球蛋白 3.8%（1.4%~2.9%），0.23g/dl；α_2-球蛋白 1.5%（7.2%~11.3%），0.09g/dl；β-球蛋白 51.3%（8.1%~

12.7%），3.15g/dl；γ-球蛋白 2.4%（8.7%～16.0%），0.15g/dl。免疫球蛋白定量：IgG 74g/L（7～16g/L），IgA 0.407g/L（0.7～4g/L），IgM 0.33g/L（0.4～2.3g/L），κ轻链 0.988g/L，λ轻链 0.62g/L。血清 IgG 亚类：IgG1<43mg/L（4900～11 400mg/L）、IgG2<84.4mg/L（1500～6400mg/L）、IgG3 75mg/L（200～1100mg/L）、IgG4 41mg/L（80～1400mg/L）均明显降低；血清免疫固定电泳：与抗 IgG（γ）重链抗血清有一特异性免疫沉淀反应。尿本周蛋白定性：阳性；尿免疫固定电泳：M 成分 IgG，可见大量重链及少量结合λ轻链和微量λ游离轻链；尿 IgG 310mg/dl。骨髓穿刺：见浆样淋巴细胞 10%；免疫分型：浆样淋巴细胞 5.08%，表达 CD19（+），CD38（+），CD138（+），CD56（-），c-IgG（-），c-lamda（+）；骨髓 TCR 基因重排：TCRBA（+），TCRB B（+），TCRB C（±），TCRD（±）；染色体核型：46，XY；骨髓免疫分型：流式细胞仪检测 5.08%异常浆样淋巴细胞，表达胞质λ，CD19、CD38 和 CD138。

二、临床诊治经过

患者因淋巴结肿大发病，间断口服化疗药后淋巴结缩小，但未规律用药及复诊。1 年后因胸闷、憋气再次入院，出现发热，体温波动在 37.8～38.2℃。查体：全身淋巴结较前增大，出现胸腔积液、心包积液、腹水，脾大，全血细胞减少，IgG 升高，IgA、IgM 降低，骨髓涂片示 10%浆样淋巴细胞，免疫固定电泳发现 M 成分 IgG，可见大量重链及少量结合λ轻链和微量λ游离轻链，诊断为γ重链病。给予环磷酰胺 400mg 每周一次输注，长春新碱 2mg 每周一次静脉注射，泼尼松 50mg 每日一次口服，患者体温有下降趋势，但淋巴结及脾脏无缩小。1 个月后出现腹痛，查血清脂肪酶 768U/L，淀粉酶 1249U/L，腹部超声提示胰腺肿大，考虑急性胰腺炎。给予禁食、抑酸、抗感染等治疗，仍持续发热，最终因恶病质死亡。

三、诊疗体会

老年患者，首次发病因淋巴结肿大就诊，早期血象正常，淋巴结病理提示为多克隆 T 细胞增生，但 PCR 检测均提示 T 细胞受体克隆性重排，故给予小剂量化疗，淋巴结缩小而停止治疗。随着疾病进展，出现发热、全血细胞减少，生化检测发现球蛋白正常，而血清免疫球蛋白检测提示 IgG 明显升高，而轻链κ、λ并没有升高，故行蛋白电泳及免疫固定电泳检测发现β区带升高；单克隆γ重链区带而不伴有轻链区带。骨髓细胞学检测可见异常浆样淋巴细胞，流式细胞检测提示表达胞质λ、CD19、CD38、CD138 及骨髓 PCR 检测发现 TCR 基因重排。故诊断为 B 细胞克隆性疾病，γ-重链病伴 TCR 基因重排。

重链病是罕见的 B 细胞增殖性疾病，其特点是产生不完整的克隆性重链而无轻链形成。根据免疫球蛋白类型，重链病分三类：α-重链病、γ-重链病、μ-重链病。α-重链病也称为免疫增殖性小肠疾病，是结节性黏膜相关淋巴组织（MALT）淋巴瘤变异型，侵及胃肠道，特别是小肠，可能与潜在的空肠弯曲菌慢性感染有关。μ-重链病非常罕见，常常与 B 细胞增殖紊乱相关，类似慢性淋巴细胞白血病，但不常表达 CD5。γ-重链病发病率介于 α-重链病和 μ-重链病之间。诊断中位年龄 60 岁左右，首发症状有疲劳、乏力、淋巴结肿大，体检可见贫血貌、肝脾大，尽管大多数病例报道是与浆样淋巴瘤类似，但也有报道与边缘区淋巴瘤浆细胞瘤、霍奇金淋巴瘤等疾病类似。其临床过程可以无症状，也可在数周内进展至死亡。

该病例诊治过程中有两个检测结果的不一致是诊断的关键：一是生化检测中的球蛋白结果 30.4g/L，小于免疫球蛋白 G 定量结果 74g/L，差异的原因是血清生化中的球蛋白是用双缩脲法测出的总蛋白浓度与白蛋白浓度的差值所得，缺乏特异性。二是免疫球蛋白 G 亚类检测，IgG1~4 四种亚类浓度总和小于 IgG 总和，这可能与免疫比浊法检测引起的剂量过剩所致的钩状效应有关。

患者伴有 TCR 基因重排，需要与 T 细胞大颗粒细胞白血病（T-large granular lymphocytic leukemia，T-LGLL）鉴别，T-LGLL 很少出现淋巴结肿大，免疫固定电泳无异常区带。本例患者因年龄较大，又伴有全身症状，小剂量化疗后症状无改善，最后因疾病进展而死亡。

四、专家点评

重链病是罕见的 B 细胞增殖性疾病，其特点是产生不完整的克隆性重链而不伴有轻链的产生。该病罕见，且容易误诊。患者生化检查显示球蛋白水平正常是造成易误诊的原因。蛋白质检测使用双缩脲法，缺乏特异性。需要通过血清免疫球蛋白定量、蛋白电泳和免疫固定电泳检查以明确诊断。

作者：周合冰
点评者：周道斌

参 考 文 献

Arnason JE，Mendez LM. 2012. Induction therapy for gamma-heavy chain disease with bortezomib and dexamethasone：A case report. Blood，120：5051.

Bianchi G，Anderson KC，Harris NL，et al. 2014. The heavy chain diseases：clinical and pathologic features. Oncology（Williston Park），28：45-53.

Bieliauskas S，Tubbs RR，Bacon CM，et al. 2012. Gamma heavy-chain disease：defining the spectrum of associated lymphoproliferative disorders through analysis of 13 cases. Am J Surg Pathol，36：534-543.

Busser B，Millet S，Bulabois CE，et al. 2011. Unusual increased beta-globulins in an elderly patient.

Clin Chem，57：948-951.

Daval S，Tridon A，Mazeron N，et al. 2007. Risk of antigen excess in serum free light chain measurements. Clin Chem，53：1985-1986.

Fermand JP，Brouet JC，Danon F，et al. 1989. Gamma heavy chain "disease": heterogeneity of the clinicopathologic features. Report of 16 cases and review of the literature. Medicine（Baltimore），68：321-335.

Franklin EC，Lowenstein J，Bigelow B，et al. 1964. Heavy chain disease—a new disorder of serum gamma-globulins：Report of the first case. Am J Med，37：332-350.

Johannis W，Blommer J，Klatt AR，et al. 2012. Gamma heavy chain disease in a patient with rheumatoid arthritis—a laboratory evaluation. Biochem Med（Zagreb），22：373-379.

Ogawa K，Imai M，Tanigawa T，et al. 1978. Pathological studies on a long-term survived case of gamma heavy chain disease—a brief review of 30 reported cases and a proposal for histological typing. Acta Pathol JPN，28：759-778.

Okuda K，Himeno Y，Toyama T，et al. 1982. Gamma heavy chain disease and giant lymph node hyperplasia in a patient with impaired T cell function. JPN J Med，21：109-114.

Swerdlow SH，Campo E，Harris NL，et al. 2008. WHO Classification of Tumours of Haematopoietic and Lymphoid Tissues. Volume 2. 4th ed. Lyon：IARC Press，194-199.

Wahner-Roedler DL，Kyle RA. 2005. Heavy chain diseases. Best Pract Res Clin Haematol，18：729-746.

WahnerRoedler DL，Witzig TE，Loehrer LL，et al. 2003. Gamma-heavy chain disease：review of 23 cases. Medicine（Baltimore），82：236-250.

Zhang L，Sotomayor EM，Papenhausen PR，et al. 2013. Unusual concurrence of T-cell large granular lymphocytic leukemia with Franklin disease（gamma heavy chain disease）manifested with massive splenomegaly. Leuk Lymphoma，54：205-208.

Zhou H，Chen W，Zhang J，et al. 2016. T cell receptor rearrangements in a patient with γ-heavy chain disease：a case report. Oncol Lett，11（6）：4147-4151.

2.15 不容小觑的鼻腔感染

鼻型 NK/T 细胞淋巴瘤患者合并鼻腔感染的诊治体会

一、病例介绍

患者男性，18 岁。3 年前因鼻尖部肿痛、鼻塞，伴发热、消瘦，就诊于昆明红十字医院，行鼻部病理检查示"NK/T 细胞淋巴瘤"，予局部放疗（具体不详）后症状缓解，达 CR，未化疗。3 个月前再次出现鼻尖及鼻背部肿痛，进行性加重，并出现局部溃烂，伴发热、盗汗，就诊于笔者所在医院。2017 年 2 月 15 日鼻旁窦 MRI 示：鼻部淋巴瘤放疗后改变，双侧鼻腔内异常强化影，额部、鼻背部及唇部软组织增厚、强化，病变复发？2017 年 2 月 16 日行"鼻部肿物活检+局部清创术"，病理仍为 NK/T 细胞淋巴瘤，CD56（+），TIA-1（+），GrB（+），Ki-67（约30%），EBER（+）。细菌培养示金葡菌感染，予万古霉素抗感染治疗。同时行 PET/CT 检查，示鼻根、双侧鼻背、鼻翼及鼻甲、鼻中隔周围软组织增厚并代谢活跃，$SUV_{max}8.9$，左咽旁间隙、双上颈部、双颌下及颏下多发代谢活性增高淋巴结，$SUV_{max}2.6$，符合淋巴瘤累及表现。完善骨髓细胞学、流式细胞、基因检查及活检未见骨髓累及。诊断：非霍奇金淋巴瘤，NK/T 细胞淋巴瘤（复发），ⅡB 期，累及鼻腔、额面部皮肤，累及左咽旁间隙、双上颈部、双颌下及颏下淋巴结，KPI 评分 1 分。于 2017 年 2 月 23 日、2017 年 3 月 23 日、2017 年 4 月 10 日行 3 次 SVILE 方案化疗，化疗后合并Ⅲ度骨髓抑制。

患者手术及化疗后局部组织坏死脱落，呈现外鼻缺如，持续鼻部换药、碘纺纱条填塞，伤口分泌物逐渐减少、干燥。但三次化疗后鼻腔伤口细菌培养示曲霉菌。就是否诊断侵袭性真菌性鼻窦炎请鼻科会诊，并复查鼻旁窦 MRI 及 CT，鼻科结合影像学及镜下考虑不支持侵袭性真菌性鼻窦炎，故暂未行抗真菌治疗。2 周后患者入院，发热 2 天，无咳嗽、咳痰，无胸闷、憋气等。入院查体：神志清、精神可，BP 125/80mmHg，无贫血貌，浅表淋巴结未及肿大，双肺呼吸音清，未闻及干湿性啰音，心率 100 次/分、律齐，各瓣膜区未闻及病理性杂音，腹软，无压痛，肝脾肋下未触及，双下肢无水肿。血常规：WBC 5.12×10^9/L，RBC 5.01×10^{12}/L，Hb 95g/L，PLT 321×10^9/L，PCT 阴性。G/GM 实验：阴性。肺 CT：右肺下叶结节影，肺炎？结合患者曾合并鼻腔感染黄曲霉菌，考虑真菌性肺炎可能性大，于是行经皮肺组织穿刺活检，送检组织涂片见菌丝孢子，进一步鉴定结果为：黄曲霉菌及铜绿假单胞菌感染，给予哌拉西林/三唑巴坦及伏立康唑联合抗感染治疗。2 周后复查肺部 CT，显示病灶较前明显吸收。

二、诊疗体会

结外鼻型 NK/T 细胞淋巴瘤（extranodal NK/T-cell lymphoma，ENKTL），约占鼻腔淋巴瘤的 50%，也是鼻腔较常见的恶性肿瘤之一，主要侵犯鼻腔、鼻咽、鼻窦等面部中线结构，易引起受累组织出现溃疡坏死，具有高度侵袭性、病情进展快等特点。正是由于 ENKTL 的特殊好发部位及病理学特性，使得感染（尤其鼻腔感染）与肿瘤并存成为这一类型淋巴瘤的另一大特点，也给治疗增加了难度。是定植菌还是致病菌，是否需要清除，什么时机清除，这些成为临床工作中经常遇到的问题。

（1）鼻腔感染的病原菌：正常人鼻部细菌培养阳性率 60.2%～83.18%，恶性血液病患者鼻部感染细菌检出率 71.67%，笔者所在科室曾对 ENKTL 患者鼻部细菌进行培养，阳性率达 97.06%，明显高于其他恶性血液病患者。其中以金黄色葡萄球菌最多见，然后依次为表皮葡萄球菌、铜绿假单胞菌及真菌。这与肿瘤细胞浸润血管壁引起组织缺血坏死，局部黏膜屏障破坏有关；同时黏膜水肿，纤毛脱落，加重窦口堵塞程度，细菌不易排出，并把窦腔营造为一个低氧、酸性环境，进一步加重鼻及鼻窦的感染。本例患者鼻腔分泌物培养就是黄曲霉菌。

（2）及时彻底地清除鼻腔感染对 ENKTL 患者非常必要：无论是金黄色葡萄球菌抑或是曲霉菌，两者都是条件致病菌，广泛存在于自然界和人体内，但不同于正常人群，ENKTL 患者多存在免疫逃逸且化疗药物的使用中包括糖皮质激素及免疫抑制剂等，严重影响患者免疫功能。此时这些病原菌就变成了致病菌，感染易向周围结构和组织缓慢侵犯，病变范围可自鼻腔鼻窦延伸至颅底，或向下发展至呼吸道及上消化道，导致严重并发症。正如本例患者由鼻炎/鼻窦炎发展为肺炎，虽然由笔者所在医院经验丰富的鼻科专家会诊并结合影像学资料，考虑为定植菌而排除了侵袭性真菌鼻窦炎的诊断，也未进一步应用抗真菌药物干预。但结果告诉我们对于 ENKTL 患者不能等同于正常人群，这种鼻腔感染应及时积极地清除，否则肺部感染风险极大。

（3）积极创造条件寻找病原菌以指导治疗：本例患者进行了经皮肺组织穿刺活检，经肺组织病理检查得到了阳性的结果，从而验证了我们经验性治疗的正确性。综上，ENKTL 患者合并鼻炎/鼻窦炎是一个不容小觑的问题，积极寻找病原菌，早期足量的抗感染治疗对减少并发症的发生有非常重要的意义。

三、专家点评

结外鼻型 NK/T 细胞淋巴瘤由于病变呈中心性或破坏血管的生长方式，血管受淋巴细胞阻塞及化学因子、细胞因子影响，病变周围多伴有炎症和坏死组织。患者常以鼻塞、流脓涕、局部皮肤溃烂、鼻部异味等为首要表现，鼻/鼻窦感染就成为重要的伴发症。本例提示，对于结外鼻型NK/T细胞淋巴瘤患者的鼻/鼻窦感染不能忽视，由于群体的特殊性及感染部位的特殊性，不及时清除会导致肺部、乃至颅内等严重感染并发症而危及生命，需要给予重视。此外，如果患者身体条件允许，应尽量留取病原学标本，为治疗提供精准确切的依据。

作者：杨磊
点评者：周道斌

参 考 文 献

Chakrabarti A，Denning DW，Ferguson BJ，et al.2009. Fungal Rhino sinusitis: a categorization and definitional schema addressing current controversies.Laryngoscope，119（9）：1809-1818.

Chan Jk，Quintanilla-martine Ferry JA. 2008. Extranodal　NK/T cell lymphoma，nasal type 2008 classification for tumors of hematopoietic and lymphoid tissue International Agency For Research on Cancer. Lyon France，285-288.

Goytia VK，Giannoni CM，Edwards MS. 2011. Intraorbital and intracranial extension of sinusitis: comparative morbidity. J Pediatr，158（3）：486-491.

McCoul ED，Jourdy DN，Schaberg MR，et al. 2012. Methicillin-resistant Staphylococcus aureus sinusitis in nonhospitalized patients: a systematic review of prevalence and treatment outcomes. Laryngoscope，122（10）：2125-2131.

2.16 双眼肿胀、胸闷憋气为哪般

1 例伴有浆细胞分化的眼 MALT 淋巴瘤的诊治

一、病例介绍

患者女性，36 岁。2016 年 1 月起无明显诱因出现双眼肿胀，无疼痛、视力下降及眼球转动受限，3 周后出现胸闷憋气，可平躺，偶有咳嗽，无发热、咳痰、盗汗等不适，就诊于当地眼科医院，血常规示 WBC 9.6×10⁹/L，NEUT 3.9×10⁹/L，Hb 92g/L，PLT 345×10⁹/L，眼超声示双眼玻璃体混浊，考虑"炎症"，予甲强龙 200mg×3d 治疗，自觉双眼肿胀较前明显好转。2016 年 3～5 月，患者因胸闷、憋气辗转就诊于当地多家医院，胸部 CT：左肺部占位性病变，左侧胸腔积液，多次抽取胸水，行胸水及痰结核检测提示阴性。TB-SPOT 检测提示阴性。完善支气管镜检查：左上叶黏膜水肿，舌段开口轻度狭窄，内有少量脓性分泌物。肺泡灌洗液未检出结核杆菌。肺部占位穿刺活检病理无阳性发现，抗酸染色阴性。诊断考虑肺结核、结核性胸膜炎不除外，当地予经验性抗结核治疗，复查 CT 提示肺部病变无明显改善。2016 年 5 月患者因双眼肿胀加重伴视力下降就诊于笔者所在医院眼科，眼眶 CT：双侧泪腺体积增大，双侧视神经及眼外肌走行正常，诊断视网膜中央静脉阻塞（CRVO）、双泪腺炎，予长春胺、甲钴胺、血栓通等药物治疗，眼部肿胀无明显消退，视力无改善。2016 年 7 月，患者就诊于笔者所在医院风湿免疫科，检测血清免疫球蛋白 IgM 高达 11 100mg/dl（46～704mg/dl），IgA 及 IgG 正常；自身抗体检测（HLA-B27、ANA、ENA、ANCA、RF）均阴性。骨髓细胞学：骨髓增生活跃，成熟红细胞呈"缗钱"状排列；可疑浆细胞约占 10.5%，考虑多发性骨髓瘤可能性。骨髓病理：造血组织增生活跃；免疫组化标记显示其内含较多浆细胞，多数表达κ，少数个别表达λ。骨髓流式细胞免疫分型：异常克隆性浆细胞 CD38st⁺CD138⁺占 1.63%，异常克隆性 B 细胞 CD20⁺占 5.12%，不除外淋巴浆细胞淋巴瘤（lymphoplasmacytic lymphoma，LPL）。骨髓血 IgH 基因重排阳性。染色体：复杂核型异常。M 蛋白鉴定：血清蛋白电泳及免疫固定电泳中可见 M 成分 IgM-κ。2016 年 8 月 10 日于笔者所在医院眼肿瘤科行右眼泪腺区肿物切除术，病理符合结外黏膜相关边缘区 B 细胞淋巴瘤，肿瘤内可见少量散在的转化的大细胞。8 月 17 日行左眼泪腺区肿物切除术。2016 年 8 月 22 日门诊以"非霍奇金淋巴瘤"收入血液科病房。

二、临床诊治经过

入院查体：左眼视力 0.02，右眼视力 0.01。双眼睑肿胀，右眼为著，左眼可轻微睁开，眼球水平活动可，垂直活动轻度受限，皮肤、黏膜苍白，巩膜无黄染。浅表淋巴结未触及肿大。胸骨无压痛，左下肺呼吸音明显减低。肝脾肋下未及。双下肢无水肿。既往史：不锈钢餐具制造厂工作，长期接触柴油。否认药物过敏史。

入院后完善血液学检测，血常规：WBC 9.09×10^9/L，NEU 4.27×10^9/L，Hb 77g/L，PLT 416×10^9/L。血生化：Alb 24.1g/L，LDH 及 β_2-MG 正常，肝肾功能正常。血清 IgM 11 900mg/dl，升高，血清轻链κ 3910mg/dl，尿轻链κ 2.63mg/dl。放射性核素全身骨扫描未见异常。复查骨髓，骨髓细胞学：可疑浆细胞 2%。骨髓病理：造血组织增生明显活跃，免疫组化染色其内可见浆细胞散在分布，分化较成熟，诊断瘤细胞证据不足。骨髓流式细胞学免疫分型：0.66%的细胞为具有浆细胞分化的恶性成熟单克隆 B 细胞，表达 CD19，kappa dim，CD20，CD79b dim，CD81，CD180 dim，cBcl-2，CD299，CD138；不表达 CD38，CD23，CD5，lambda，Ki-67，CD10，cyclin D1，CD11c，CD200，cTdT，FMC7，CD103，CD25。3.79%的细胞为恶性单克隆成熟 B 细胞，表达 CD19，kappa bri，CD20，CD79b bri，CD81 bri，cBcl-2，CD299；不表达 CD23，CD5，CD38，lambda，Ki-67，CD10，cyclin D1，CD11c，CD200，cTdT，FMC7，CD103，CD25，CD138。考虑为有浆细胞分化的成熟 B 细胞淋巴瘤，表型似黏膜相关淋巴组织（MALT）淋巴瘤。骨髓血染色体分析：46，XX。MYD88 基因突变阴性。血气分析示低氧血症，pH 7.441，$PaCO_2$ 34mmHg，PaO_2 62mmHg，SO_2 90%。肺部 CT 示左肺上叶团片状影及胸膜下磨玻璃影，纵隔淋巴结肿大。心包积液，左侧胸腔积液。在 B 超定位下行胸腔穿刺，胸水常规：李凡他试验阳性，细胞总数 $24\,060 \times 10^6$/L，白细胞计数 7060×10^6/L，多核细胞占 2%，单个核细胞占 98%。胸水生化：LDH 259U/L，ADA 23.00U/L。胸水病理：离心涂片，见大量淋巴细胞样细胞增生，形态较一致，染色质粗，可见核分裂象，考虑为淋巴瘤可能性大。胸水流式细胞分析：可见表型异常 B 细胞，表达 CD19、CD45RO、CD20、CD22、CD23、CD19，kappa 阳性，不表达 CD5 及 lambda。

在完善血液学检查、再次骨髓穿刺及胸腔穿刺的同时，将眼肿物组织、肺穿刺组织送北京友谊医院病理科会诊，右侧泪腺区肿物病理：可见弥漫增生的淋巴样细胞，细胞形态较单一，可见单核样细胞，有异型，核圆形或不规则形，核染色质粗细不等，可见小核仁。免疫组化：CD21 显示增生的 FDC 网，CD23 可见 FDC 网，CD20（+），Ki-67（指数 20%），CK（上皮+），少量腺体被淋巴细胞浸润或破坏，呈淋巴上皮病变，PAX-5（+），CD43（+），Bcl-6（−），Bcl-2（+），CD10（−），CD5（−），cyclin D1（−），CD79a（+），CD45RO（−）， kappa（+），lambda（-），IgG（少量+），IgG4（-）。考虑黏膜相关淋巴组织边缘区 B 细胞淋巴瘤。左侧泪腺区肿物病理考虑为黏膜相关结外边缘区 B 细胞淋巴瘤。肺穿刺病理会诊：不除外黏膜相关淋巴组织边缘区 B 细胞淋巴瘤。

行 PET/CT 检查：双侧眼眶泪腺区见放射性摄取增高软组织结节（SUV_{max} 4.7，大者约 1.6cm×1.0cm）；双侧筛窦、鼻腔、鼻咽壁放射性摄取增高软组织（SUV_{max} 5.9）；双侧上颈部、锁骨上多发放射性摄取增高的淋巴结（SUV_{max} 4.2，大者约 1.5cm×1.2cm）；左肺上叶见两个异常软组织肿物，放射性摄取增高（SUV_{max} 10.6，大者约 6.8cm×6.2cm）；左侧胸膜弥漫性不均匀增厚并放射性摄取增高（SUV_{max} 5.3）；纵隔及左侧肺门部、左侧膈脚后多发放射性摄取增高淋巴结（SUV_{max}6.5）。骨髓代谢活性弥漫性增高（L_4 椎体参考值 SUV_{max} 3.2）。

综合入院后检查结果，明确诊断，诊断为非霍奇金淋巴瘤，眼 MALT 淋巴瘤（伴有浆细胞分化），伴巨球蛋白血症。病程中体重下降 10kg，并伴有盗汗，临床分期为ⅣB 期。

于 2016 年 8 月 31 日至 2017 年 2 月 21 日予患者 8 个疗程 R-CHOP 方案化疗，疗效显著，2 个疗程后胸闷憋气消失，血气分析示氧分压 85mmHg，血氧饱和度提高至 95%，血清 IgM 明显下降至 3640mg/dl，肺部 CT 示左肺上叶肿物有所缩小，胸腔积液消失。4 个疗程后，患者视力显著提高，左眼 0.3，右眼 0.2。眼眶 MRI 示双侧泪腺体积增大伴周围软组织增厚、强化，较前显著缩小。骨髓流式示具有浆细胞分化的恶性单克隆成熟 B 细胞占 0.1%（治疗前为 0.66%）。M 蛋白鉴定血清中可见 M 成分 IgM-κ，血清 IgM 2160mg/dl（治疗前 9530mg/dl），血清轻链κ 2590mg/dl（治疗前 3970mg/dl）。疗效评价为部分缓解 PR。8 个疗程后，患者视力左眼 0.6，右眼 0.4。2017 年 3 月血常规示 Hb129g/L，贫血纠正，骨髓流式细胞检查未见异常克隆细胞，M 蛋白鉴定未见 M 成分。PET/CT 示原左肺上叶异常密度影部分代谢活性恢复正常，双侧眼眶、鼻旁窦、鼻腔、鼻咽、口咽、喉咽、鼻咽壁放射性分布未见异常，颈部、锁骨上、肺门、纵隔未见异常摄取的淋巴结。8 个疗程化疗后评估完全缓解。2017 年 7 月复查显示疾病处于 CR。

三、诊疗体会

2001 年 WHO 在淋巴造血组织恶性肿瘤分类中加入了边缘区 B 细胞淋巴瘤这一类型，根据发病部位又分成 3 种不同亚型，即脾边缘区淋巴瘤、淋巴结边缘区淋巴瘤和黏膜相关淋巴组织结外边缘区 B 细胞淋巴瘤。MALT 淋巴瘤是边缘区 B 细胞淋巴瘤中最常见的类型，占 50%～70%，全部 B 细胞淋巴瘤的 7%～8%，是发生于淋巴结外的一种低度恶性 B 细胞淋巴瘤。常发生于胃肠道（50%）、唾液腺、甲状腺、呼吸道［肺（14%）、支气管、咽喉］，眼附属器（结膜、泪腺、眼眶）MALT 淋巴瘤占 12%。眼 MALT 淋巴瘤大多数病变局限，临床分期 Ⅰ/Ⅱ 期，少数累及骨髓。约 1/3 的 MALT 淋巴瘤患者血清中可检测到"M"蛋白。浆细胞分化是很多病例的特征。Wohrer S 等回顾了 135 例 MALT 淋巴瘤患者，其中 34 例（25%）伴有浆细胞分化（plasmacytic differentiation，PCD），伴 PCD 的瘤细胞免疫组化标志为 CD20$^-$、CD138$^+$、轻链κ$^+$，胃肠外 MALT 淋巴瘤伴有 PCD 更多见，是否伴有 PCD 对 MALT 淋巴瘤的临床经过及预后无影响。

本例患者从发病到最终确诊历时 8 个月，在诊疗过程中，病变不断演变进展，临床表现步步呈现，临床医生也从最初关注肺部病变、胸腔积液，力求排除结核、排除自身免疫性疾病，到发现巨球蛋白血症和骨髓异常表型细胞，进一步行眼部肿物活检病理检查，逐渐洞察到疾病的本质，抽丝剥茧，寻求病因，最终水落石出，确诊为伴有浆细胞分化的眼 MALT 淋巴瘤。

四、专家点评

本例患者的诊断过程比较曲折，从发病到病情进展，出现了多部位、多器官的损害，最本质的异常是异常克隆性淋巴细胞和浆细胞，从而将鉴别诊断聚焦在浆细胞疾病和成熟 B 细胞淋巴瘤的鉴别上。这种情况下，组织病理学检查至关重要，一些关键的分子指标也对鉴别诊断起到重要作用。MYD88 阴性，有助于排除 LPL/WM，而 CD5 阴性，也有助于排除 SLL/CLL 和 MCL。最终综合流式细胞学和病理学结果，诊断为伴有浆细胞分化的 MALT 淋巴瘤，该"一元论"诊断可以解释患者所有的异常表现，比如单克隆免疫球蛋白血症等。在治疗上，由于病灶广泛，淋巴瘤细胞表达 CD20，故选择了 R-CHOP 方案化疗，获得了较好效果。

作者：叶进

点评者：周道斌

参 考 文 献

Stefanovic A，Lossos IS. 2009. Extranodal marginal zone lymphoma of the ocular adnexa. Blood，114：501-510.

Steven HS，Isinsu K，Ahmet D，et al. 2016. The many faces of small B cell lymphomas with plasmacytic differentiation and the contribution of MYD88 testing. Virchows Arch，468（3）：259-275.

Swerdlow SH，Campo E，Harris NL，et al. 2008. WHO classification of tumours of haematopoietic and lymphoid tissues. Lyon：Lyon IARC.

Treon SP，Xu L，Yang G，et al. 2012. MYD88 L265P somatic mutation in Waldenstrom's macroglobulinemia. N Engl J Med，367：826-833.

Wohrer S，Troch M，Streubel B，et al. 2007. Pathology and clinical course of MALT lymphoma with plasmacytic differentiation. Annals of Oncology，18（12）：2020-2024.

3　新技术 新疗法

3.1 拿什么来拯救你

P53 基因缺失的慢性淋巴细胞白血病

一、病例介绍

患者男性,53 岁。2015 年 4 月起患者无明显诱因出现颈部肿块,直径约 2cm,质韧,无压痛,活动度可,未就诊。此后肿块逐渐增大,无发热、盗汗、体重下降。超声提示颈部多发肿大淋巴结,最大者 3.5cm×3.4cm。查体:多处浅表淋巴结肿大,脾肋下 3cm。血常规:WBC $49.42×10^9$/L,NEUT $0.89×10^9$/L,LYM $28.24×10^9$/L,Hb 105g/L,PLT $60×10^9$/L,RET $0.108×10^{12}$/L;生化:LDH 692U/L,其余正常;直接 Coombs 试验:阴性。(右颈)淋巴结活检:可见小淋巴样细胞浸润,考虑:小 B 细胞淋巴瘤/慢性淋巴细胞白血病。免疫组化:CD5 (+++),CD20 (++),CD10 (-),CD21 (+),CD3 (-),Bcl-6 (+),Bcl-2 (+++),cyclin D1 (-),Mum-1 (++),kappa (++),lambda (-),Ki-67 (30%+)。骨髓穿刺:淋巴细胞显著增多,占 96.5%;流式细胞学:异常细胞群占 63.22%,表达 CD5、CD19、CD23、CD20、CD22、CD19、kappa,不表达 CD10、lambda;Fish:TP53 (17P13) 缺失阳性细胞占 89%,其余 (ATM、CSP12、D13S25) 正常。染色体:46,XY。IgHV 重排:阳性。患者确诊慢性淋巴细胞白血病,Rai 分期Ⅳ期,Binet 分期 C,伴 P53 缺失。

二、临床诊治经过

患者确诊后于 2015 年 7 月 15 日给予 FCR 方案化疗 1 个疗程。化疗后第 8 天,患者发热,最高体温波动在 37.4～38.4℃,伴干咳,血象示粒细胞缺乏,先后予泰能(注射用亚胺培南西司他丁钠)、舒普深(注射用头孢哌酮钠舒巴坦钠)、斯沃(利奈唑胺注射液)、伏立康唑经验性抗感染,体温高峰下降,但仍波动于 37.4～37.9℃。血培养、痰涂片+培养:阴性;G 试验<10pg/ml,GM 试验 0.09,PCT 0.01ng/ml;CMV-IgM 阴性;血 TB、SPOT 及皮试均阴性;ESR>140mm/h,CRP 8.76mg/dl;胸部 CT:右肺中野、左肺上叶及两肺下叶索条及磨玻璃影,新出现;双侧胸腔少量积液。患者经广谱抗生素治疗后,胸部 CT 新出现索条及磨玻璃影。考虑药物相关性肺损伤可能,予甲强龙 40mg 静脉滴注治疗 3 天复查胸部 CT,提示明显好转,后序贯口服激素治疗并逐渐减量,双肺弥漫玻璃影吸收,体温恢复正常。鉴于患者第 1 个疗程 FCR 方案后出现感染及肺损伤,于 2015 年 8 月 17 日开始 R-CHOP 方案化疗,化疗后再次出现Ⅳ度骨髓抑制并发热,抗细菌治疗效果欠佳(泰能+斯沃),胸部 CT 及痰涂片提示肺部真菌感染,予两性霉素 B 治疗,患者体温恢复正常。10 月 13 日行第 3 个疗程化疗,因合并肺部真菌感染,化疗强度减弱,给予 R-COP 方案,化疗过程顺利。于 2015 年 11 月 18 日给予第 4 个疗程 R-CHOP 方案化疗,化疗后再次出现Ⅳ度骨髓抑制及发热,经联合抗细菌、真菌治疗后,体温正常。2015 年 12 月初患者颈部淋巴结较前明显增大,血常规示淋巴细胞比例持续升高,LDH 也呈升高趋势,疾病进展。因患者对常规化疗效果差,结合患者存在 P53 缺失,于 2016 年 1 月 1 日开始予依鲁替尼 420mg qd,治疗期间患者颈部及腋窝淋巴结明显缩小,外周淋巴细胞绝对值呈下降趋势,降至 9×10^9/L。但是,患者 2016 年 3 月 16 日左锁骨上淋巴结再次肿大,伴盗汗、无发热、体重下降。查体:左锁骨上及腋窝淋巴结较前增大,约 3cm×3cm,脾大。行淋巴结活检:符合小细胞淋巴瘤/CLL,未见大细胞转化;骨髓涂片+活检:淋巴细胞占 92.5%,为小淋巴细胞,未见大细胞转化,符合 CLL/SLL。FISH:TP53缺失;影像学:左锁骨上、腋窝淋巴结较前增大;血常规:WBC 10.96×10^9/L,LYM 9.43×10^9/L,Hb 85g/L,PLT 67×10^9/L;依鲁替尼已知的相关耐药基因突变检测(BTK C481S 和 PLCγ2 位点的突变):阴性。患者在依鲁替尼治疗过程中出现疾病进展,考虑患者出现依鲁替尼耐药,耐药原因不明。叮嘱患者继续服用依鲁替尼,并购买有可能克服依鲁替尼耐药的新药 Bcl-2 拮抗剂 venetoclax,但患者2016 年 4 月上旬自行停用依鲁替尼,出现高热、剧烈胸痛,乳酸进行性增高(最高 11.85mmol/L);CTPA:未见肺栓塞及明确感染灶;主动脉增强 MRI:未见主动脉夹层及肠系膜血栓;心肌酶、心电图、超声心动图:正常;血涂片未见破碎红细胞。患者症状不能用其他原因解释,考虑疾病进展所致,由于疾病迅猛进展,虽经积极治疗,终因无效而死亡。

三、诊疗体会

(1)P53 基因缺失/突变的慢性淋巴细胞白血病的治疗选择:P53 基因缺失的患者属高危人群,常对初始治疗无效,或在缓解后很快复发。针对该类型 CLL,2015 版 NCCN 指南推荐的一线治疗方案有:依鲁替尼、FCR、FC、人源化 CD20单抗联合苯丁酸氮芥、CD52 单抗±CD20 单抗。由于依鲁替尼、人源化 CD20 单抗、CD52 单抗在中国尚未上市,故给患者选用了 FCR 方案,但 FCR 治疗后出现严重感染及药物相关肺损伤,不能耐受该方案。之后更改为 R-CHOP 方案,患者在 3 个疗程化疗后发生病情进展。患者于美国购得依鲁替尼,开始依鲁替尼治疗。国外一项 2 期单臂临床试验显示,P53 基因缺失/突变的复发 CLL 患者应用依鲁替尼后 2 年总生存率达 74%。依鲁替尼是一个相对特异的、不可逆的 BTK 抑制剂。无论是体外还是患者体内实验均表明依鲁替尼可有效地抑制 BCR 信号通路，阻止淋巴细胞黏附和归巢，抑制微环境的保护作用。但此患者在应用依鲁替尼仅 3 个月再次出现病情进展。

（2）耐药机制：尽管绝大多数患者应用依鲁替尼后可以获得持续的缓解，但在高危患者仍可能复发。该患者应用依鲁替尼 3 个月后出现疾病进展。常见的耐药机制如下：①结合位点突变，Woyach JA 对应用依鲁替尼最先复发的 6 例 CLL 患者的基础水平，复发状态的外周血样本行全外显子测序，5 例患者在依鲁替尼结合位点（C418S）存在相同的突变（半胱氨酸变为丝氨酸）；其可减少依鲁替尼亲和性，使依鲁替尼由不可逆抑制转为可逆抑制。同时由于依鲁替尼半衰期相对较短，则最终导致 BTK 的抑制成为一过性的。2 例患者在磷脂酶 Cγ2（紧邻 BTK 下游的激酶）上存在突变，如 PLCγ2 R665W 突变，其有强大的基因激活功能，使得 BCR 通路在 BTK 失活的情况下得以激活（表 3.1.1）。②发生大细胞转化——Ritcher 综合征，通常发生在治疗早期。③其他未知机制。该患者完善耐药相关病因测定，未发生大细胞转化，已知的耐药相关基因阴性，考虑存在其他未知机制。

表 3.1.1　依鲁替尼相关耐药基因

年龄（岁）	既往疗程（个）	细胞遗传学	治疗方案	依鲁替尼疗程（d）	疗效	耐药基因
59	5	del（17p13.1）+12	560mg qd	621	PR	C481S BTK
75	2	del（17p13.1）复杂核型	420mg qd	673	PR	R665W PLCγ2
59	3	del（11q22.3）	利妥昔单抗、苯达莫司汀×6 个疗程 420mg qd	388	CR	C481S BTK
51	2	复杂核型	奥法木单抗×24 周420mg qd	674	CR	C481S BTK
69	9	del（17p13.1）复杂核型	840mg qd	868	PR	C481S BTK
61	4	del（17p13.1）复杂核型	奥法木单抗×24 周420mg qd	505	PR	L845F R665W S707Y PLCγ2 C481S BTK

（3）依鲁替尼耐药治疗：许多新药可用于依鲁替尼耐药患者，如 Bcl-2 抑制剂、PI3K 抑制剂、SYK 抑制剂、XPO1 抑制剂；其中最有前景的药物是 Bcl-2 抑制剂维奈托克，一项单臂研究发现，43 例依鲁替尼耐药患者应用维奈托克后，总

反应率为 70%。另外，异基因造血干细胞移植或 CAR-T 也是依鲁替尼耐药患者的最佳选择。我们建议患者应用维奈托克，可惜在等待新药过程中，患者自行停用依鲁替尼，使得疾病快速进展，最终死亡。

（4）依鲁替尼耐药后预后：依鲁替尼耐药后预后极差，Woyach JA 所在单位依鲁替尼耐药后患者中位生存期为 23 个月，其他报道的中位生存期为 3～6 个月。

四、专家点评

P53 基因缺失/突变的慢性淋巴细胞白血病属超高危慢性淋巴细胞白血病，常规一线化疗疗效欠佳，预后差；依鲁替尼可以改善 P53 缺失/突变慢性淋巴细胞白血病的预后；依鲁替尼虽然是一代新药，但也存在耐药；依鲁替尼耐药的原因除了存在已知的耐药基因及大细胞化外，可能存在其他机制。对于依鲁替尼耐药患者，可以选用其他新型靶向药物，如 Bcl-2 抑制剂、PI3K 抑制剂、SYK 抑制剂、XPO1 抑制剂等，其中最有前景的药物是 Bcl-2 抑制剂。

作者：白洁菲
点评者：周道斌

参 考 文 献

Mohammed ZH Farooqui, Janet Valdez, Sabrina Martyr, et al. 2015. Ibrutinib for previously untreated and relapsed or refractory chronic lymphocytic leukemia or small lymphocytic leukemia with TP53 aberrations: a phase 2, single-arm trial. Lancet Oncol, 16（2）: 169-176.

Woyach JA, Furman RR, Liu TM, et al. 2014. Resistance mechanism for the Bruton's tyrosine kinase inhibitor ibrutinib. N Engl J Med, 370（24）: 2286-2294.

Woyach JA. 2015. Patterns of resistance to B cell-receptor pathway antagonists in chronic lymphocytic leukemia and strategies for management. ASH Education Book, 355-360.

Woyach JA. 2017. How I manage ibrutinib-refractory chronic lymphocytic leukemia. Blood, 129（10）: 1270-1274.

3.2 柳暗又花明

来那度胺联合利妥昔单抗治疗中枢弥漫大 B 细胞
淋巴瘤复发 1 例

一、病例介绍

患者男性，62 岁。2013 年 9 月 27 日因突发眩晕，就诊于当地医院行头颅磁共振平扫检查，提示：小脑蚓部淋巴瘤可能性大。2013 年 11 月 14 日在北京某医院行立体定位穿刺活检，确诊弥漫大 B 细胞淋巴瘤。影像学评估未见其余部位病灶，诊断为原发性中枢弥漫大 B 细胞淋巴瘤。于 2013 年 11 月 17 日开始在外院行第 1 个疗程大剂量 MTX 化疗。化疗后复查头颅磁共振，异常信号范围较前缩小。遂予第 2 个疗程大剂量 MTX 化疗，化疗后评估异常信号范围提示较前增大，疾病进展，遂行全颅放疗，后复查头颅磁共振，提示异常信号消失。此后于外院予第 3 个疗程至第 9 个疗程巩固化疗（方案为大剂量 MTX 联合大剂量阿糖胞苷），其间每月复查头颅磁共振均未见复发。2015 年 3 月结束化疗，2015 年 8 月复查头颅头颅磁共振未见异常。2016 年 1 月 15 日，患者常规复查头颅磁共振发现右侧额叶异常信号影，大小 25mm×20mm，考虑淋巴瘤复发，为进一步治疗遂来笔者所在医院就诊。

二、诊疗经过

入院后行 PET/CT 检查未见颅外其他病变，考虑原发中枢弥漫大 B 细胞淋巴瘤复发。患者在停止治疗 12 个月内复发，属早期复发，结合病史，患者对以大剂量 MTX 为主的化疗方案反应欠佳，要寻找新的治疗方法，因此选用 R2（利妥昔单抗+雷那度胺）联合激素化疗，2016 年 1 月 21 日开始第 10 个疗程化疗（复发后第 1 个疗程），具体为利妥昔单抗 700mg d0，雷那度胺 25mg d1~d28，地塞米松 20mg d1~d5。1 个疗程后复查头颅增强磁共振，提示右侧额叶脑白质异常信号，均匀强化，大小 13mm×6mm，病灶较前缩小，考虑治疗有效。2016 年 2 月 18 日、3 月 17 日、4 月 26 日行第 11~13 个疗程化疗（复发后第 2~4 个疗程，方案同复发后第 1 个疗程）。结束化疗后复查头颅磁共振未见病灶。

因考虑到为难治、复发患者，且年龄小于 65 岁，计划予自体造血干细胞移植治疗。2016 年 5 月 18 日予重组人粒细胞集落刺激因子（惠尔血）动员干细胞，共采集单个核细胞 $5.91×10^8$/kg，$CD34^+$细胞 $2.27×10^6$/kg。6 月 16 日予自体造血干细胞移植，预处理方案为 BEAM 方案。移植过程顺利。此后患者多次门诊复查头颅磁共振均未见病灶。2017 年 6 月复查头颅磁共振仍为 CR。

三、诊疗体会

原发中枢神经系统淋巴瘤（PCNSL）是原发于中枢神经系统的结外非霍奇金淋巴瘤，其中绝大多数为原发中枢神经系统弥漫大 B 细胞淋巴瘤（PCNS DLBCL），国外报道占 90%～95%。这是一类受累部位较为特殊的淋巴瘤，侵袭性高，进展迅速，而且由于常规化疗药物不易透过血脑屏障，治疗效果欠佳，预后差。尽管以大剂量 MTX 为基础的化疗及化疗联合放疗使部分患者预后得到改善，但是仍有接近三分之一的患者出现原发耐药，另外，一线治疗后 16% 的患者会复发。原发耐药及复发患者的治疗非常困难。因此，临床亟须新型药物的组合来治疗这部分患者。

来那度胺是近些年来刚刚问世的新药，属于第二代免疫调节剂，具有免疫调节、抑制肿瘤血管生成、调节肿瘤免疫微环境等作用。近年来陆续已有多种来那度胺用于非霍奇金淋巴瘤的临床试验，初步显示出其良好的治疗效果。其中不乏单药来那度胺用于难治、复发 NHL 的临床研究，不仅治疗反应率和再次缓解率高，而且耐受性好，且口服服用方便，依从性好。此外，来那度胺可以透过血脑屏障，Houillier 等报导显示，6 例由于各种原因仅仅接受单药来那度胺治疗的复发 PCNS DLBCL 患者，其中 2 例获得 CR，1 例获得 PR，其中一例持续缓解时间竟然超过两年，这也提示来那度胺在 PCNS DLBCL 中可能存在巨大的潜力。

另外，来那度胺可以增强 NK 细胞活性、降低 NK 细胞激活阈值，同时通过增强 ADCC 作用来克服利妥昔单抗耐药，因此和利妥昔单抗具有协同作用。有了这样的理论基础，以此二药为基础的治疗方案（简称 R2）在难治、复发 DLBCL 患者中也崭露头角，无论是总有效率、CR 率，还是无进展生存率，都让人重新燃起了希望，而且不良反应率低、耐受性好，尤其适用于老年患者。Zinzani 等研究显示，23 例中位年龄 74 岁的复发、难治 DLBCL 患者，R2 方案治疗后总有效率35%，CR 率 30%，一年无进展生存率 35%，中位生存可达 32 个月。

既然来那度胺联合利妥昔单抗在复发、难治 DLBCL 患者初显身手，那 R2 方案是否对复发 PCNS DLBCL 也能让人眼前一亮呢？Rubenstein 等的一项 I 期临床研究中选取了 13 例中位年龄 63 岁的复发中枢神经系统弥漫大 B 细胞淋巴瘤患者，其中有 9 例在治疗后获得 PR 以上的反应率，总反应率高达 70%。因此我们尝试在该患者复发后选择了 R2 方案联合地塞米松治疗，效果十分令人鼓舞，该患者获得了再次完全缓解，且耐受性较好，为患者赢得了自体干细胞移植的机会，这对于延长患者 PFS 和 OS 具有重大意义。这种新组合的尝试为 PCNS DLBCL 患者复发后的挽救治疗提供了新的思路，开拓了新的方案，为我们带来"柳暗又花明"的新希望。

四、专家点评

　　原发中枢神经系统淋巴瘤经大剂量 MTX 化疗联合放疗后复发患者预后极差，治疗手段有限，最近将 R2 方案用于复发、难治的原发中枢神经系统弥漫大 B 细胞淋巴瘤，取得了很满意的效果，为此类疾病的治疗开拓了新的思路。同时，R2 方案耐受性好，而且来那度胺口服方便，患者依从性高，为进一步提高疗效提供了保障。

　　　　作者：王婷
　　　　点评者：周道斌

参 考 文 献

Houiller C，Choquet S，Touitou V，et al. 2015. Lenalidomidemonotherapy as salvage treatment for recurrent primary CNS lymphoma. Neurology，84（3）：325-326.

Jalaeikhoo H，Yekaninejad MS，Hajizamani S，et al. 2015. Treatment of primary central nervous system lymphoma with high-dose methotrexate and radiotherapy in HIV-negative patients. Arch Iran Med，18（9）：577-581.

Langner-Lemercier S，Houillier C，Soussain C，et al. 2016. Primary CNS lymphoma at first relapse/progression：characteristics，management，and outcome of 256 patients from the French LOC network. Neuro Oncol，18（9）：1297-1303.

Phillips EH，Fox CP，Cwynarski K. 2014. Primary CNS lymphoma. Curr Hematol Malig Rep，9（3）：243-253.

Rubenstein JL，Fraser E，Formaker P，et al. 2016. Phase I investigation of lenalidomide plus rituximab and outcomes oflenalidomide maintenance in recurrent CNS lymphoma. Journal of Clinical Oncology，34（Suppl）.

Zinzani P，Pellegrini C，Derenzini E，et al. 2013. Longterm efficacy of the combination of lenalidomide and rituximab in elderlyrelapsed/refractory diffuse large B cell lymphoma patients. Hematol Oncol，31（4）：223-224.

3.3 绝处逢生变形计

CAR-T 技术成功治疗难治、复发 DLBCL

一、病例介绍

患者女性，37 岁。患者 2011 年 5 月出现下颌部包块，无伴随症状，就诊于北京某医院，行淋巴结穿刺活检，病理示：弥漫大 B 细胞淋巴瘤，非特指型，Ki-67为 25%～40%，分期ⅣA 期，存在腹腔大包块。接受 8 个疗程 R-CHOP 方案化疗，复查 PET-CT 提示腹膜后残留少量淋巴结，SUV 值 2.1；B 超示淋巴结呈索条状，直径 2cm。予利妥昔单抗维持治疗 4 个疗程。2013 年 3 月患者出现左侧耳后及右侧耳前淋巴结肿大，再次就诊于北京某医院，左侧腮腺病理：弥漫大 B 细胞淋巴瘤（diffuse large B cell lymphoma，DLBCL），CD20（+）、CD3 与 CD5（小细胞+）、Bcl-2（+）、Bcl-6（+）、CD10（弱+）、Ki-67（+50%）、Mum-1（−）、cyclin D1（−）、CD21（残存 FDC+），入组 GA101 临床试验。共化疗 8 次，前 6 次淋巴结可明显缩小，第 7、8 次化疗后淋巴结较前增大，右侧增大明显。2013 年 11 月就诊于第二家医院，予 DICE 方案化疗 3 次，化疗可使淋巴结缩小，但不能维持至下次化疗。2014 年 2 月予 MTX 1g 化疗，淋巴结无缩小，同时出现肝功能异常。2014 年 3 月就诊于第三家医院，予 GEMOX 方案 2 个疗程治疗，无效，予 E-POCH 方案 2 个疗程治疗，可使淋巴结缩小，但不能维持。自 2014 年 5 月 26 日起患者未再接受任何治疗。

2014 年 9 月底患者出现左侧面颊肿大，眼部突出，10 月底行左侧腮腺穿刺活检，病理送友谊医院会诊：CD20、CD19（弥漫+）、CD3、CD5（部分细胞+）、Ki-67（>30%+）、Mum-1（−）、CD10（−）、Bcl-2（+）、Bcl-6（+）、cyclin D1（−）、C-myc（>10%+），形态符合弥漫大 B 细胞淋巴瘤。2014 年 12 月就诊于北京大学第三医院，予 ESHAP 方案化疗，化疗第 3 天，患者肿大的腮腺、颈部淋巴结、颌下淋巴结、耳前淋巴结均明显缩小，突眼恢复正常，但第 14 天再次肿大，复查 PET-CT 示腹腔内、腹膜后、脊柱旁、盆腔内、右侧腹股沟区多发大小不等的不规则、类圆形软组织密度影，腹膜后部分融合，较大者约 5.3cm×4.0cm，$SUV_{max}6.4$。软组织压迫输尿管致右肾萎缩、功能减低。

二、临床诊治经过

患者 2015 年再次入院评估疾病为进展，予 FC 方案预处理，具体为氟达拉滨 50mg 共 4 天，每天 40mg，环磷酰胺 500mg 共 3 天。休息 2 天后行 CD19 CAR-T 细胞回输，共 2 次，回输细胞总量为 1.27×10^8/L。回输后第 5 天，患者头面部包块开始缩小；第 7 天，出现发热，体温波动于 39℃，考虑为细胞因子释放综合征，予 NSAIDs 类解热镇痛药对症支持治疗，发热持续 7 天后恢复正常。回输后第 14 天，患者出现失语，持续约 1h，未予治疗自行缓解，当时行头颅 CT 及 MRI 检查均未见异常。回输 1 个月时评估疗效为 PR，3 个月疗效评估为完全缓解。现无病生存 2 年。监测免疫球蛋白略低于正常，无继发感染症状，未定期进行人血丙种球蛋白输注。

三、诊疗体会

患者为中年女性，因反复淋巴结肿大及全身多发包块就诊，多次不同部位穿刺活检均为 DLBCL，生发中心来源，Ki-67 增殖指数不高，但疾病反复发作，多线化疗药物治疗效果不佳，特殊肿瘤生物学效应有待进一步探讨。

设想患者第一次 8 个疗程 R-CHOP 方案化疗后，复查 PET-CT，提示腹膜后残留少量淋巴结，SUV 值 2.1 时，若能以放疗巩固，是否可彻底消灭残留病灶，避免后期反复复发。已有研究提出，对于大包块达完全缓解后追加放疗可带来生存获益。

现患者接受了 7 种化疗方案、28 次化疗后再次复发，下一步能采取的治疗措施包括：①更换化疗方案，采用大剂量化疗，DHAP、ESHAP、GDP、GemOx、ICE、MINE 等，患者曾接受大部分二线治疗，身体条件不耐受，且治疗后仍有效但疗效不能维持；②放疗，病变范围太广泛，应用的可能性不大；③新药治疗，苯达莫司汀等，国内这些药物并未上市；④临床试验，但无合适的临床试验；⑤异基因造血干细胞移植，患者在骨髓库中未找到合适供者，父母身体条件不适合做半相合移植供者，子女年幼，身高、体重不达标；⑥其他，如细胞免疫治疗。经过反复权衡，选择了细胞免疫治疗，取得了非常好的结果，该患者是目前因 CAR-T 治疗缓解时间较长的患者之一。

四、专家点评

部分复发、难治的 DLBCL 患者经二线方案化疗、自体移植或异基因造血干细胞移植后，疾病仍然进展，CAR-T 细胞治疗技术，给这部分患者带来了希望，可使部分患者获得缓解。如何筛选出可以通过此技术获益的患者，CAR-T 细胞回输量及有效性之间的关系，CAR-T 细胞对于中枢神经系统的影响等，值得进一步探讨。

作者：包芳

点评者：王景文

参 考 文 献

Held G，Murawski N，Ziepert M，et al. 2014. Role of radiotherapy to bulky disease in elderly patients with aggressive B-cell lymphoma. J Clin Oncol，32（11）：1112-1118.

Persky DO，Unger JM，Spier CM，et al. 2008. Phase Ⅱ study of rituximab plus three cycles of CHOP and involved-field radiotherapy for patients with limited-stage aggressive B-cell lymphoma：Southwest Oncology Group study 0014. J Clin Oncol，26（14）：2258-2263.

3.4 代谢活性增高的真相与假象

中期 PET-CT 在 DLBCL 中的作用

一、病例介绍

患者男性，34 岁。患者 2014 年 10 月始无明显诱因出现右侧髋部疼痛，不伴放射痛，无挫伤及皮疹，就诊于当地医院，查 X 线片未见异常，考虑"软组织炎"，行 4 次激素封闭治疗，诉髋部疼痛较前明显缓解，无行走困难及肢体活动障碍。2015年 1 月，无明显诱因出现腰部疼痛，性质同髋部疼痛，无下肢疼痛及活动障碍，就诊于外院，查 X 线片未见异常，查腰椎磁共振提示腰胸椎多发病变。2015 年 1 月 30 日外院查 PET-CT 示：①右侧胸膜局限性增厚，糖代谢增高；腹膜后、双侧髂血管旁多发肿大淋巴结，糖代谢增高；肠系膜多发结节，糖代谢增高；全身多发骨质糖代谢增高；符合恶性病变征象。②胃充盈欠佳，局部胃壁增厚，糖代谢异常。2015 年 2 月 11 日就诊于笔者所在医院门诊，CT 引导下行右侧胸膜病变、髂骨病变活检。病理结果示：弥漫大 B 细胞淋巴瘤，非特指型，生发中心来源。（胸膜）组化：EBER（－）、Bcl-6（部分+）、Bcl-2（60%+）、CD3（－）、CD19（+）、Mum-1（－）、CD20（+）、GCET1（+）、Ki-67（20%+）、FOXP1（+）、CD21（－）、PAX-5（+）、CD10（部分+）、C-myc（－）、CD23（+）。（髂骨）组化：TdT（－）、Mum-1（－）、Ki-67（30%+）、FOXP1（+）、CD21（－）、CD19（部分+）、EBER（－）、C-myc（－）、CD23（+）、PAX-5（+）、Bcl-6（部分+）、Bcl-2（60%+）、CD10（+）。考虑（髂后上棘）骨髓弥漫大 B 细胞淋巴瘤（diffuse large B cell lymphoma，DLBCL）累及。患者起病以来，无发热、体重减轻、盗汗等表现。

二、临床诊治经过

患者入院后完善检查，血象、肝肾功能、LDH、ESR、凝血均正常。B 超未见浅表淋巴结肿大，腹部未探及肿大淋巴结。诊断为"NHL DLCBL NOS GCB ⅣB 期，IPI 积分 2 分，a-IPI 积分 1 分，低中危组"。行 4 个疗程 R-CHOP 方案化疗，并行 3 次鞘内注射治疗。复查中期 PET/CT 结果：淋巴瘤治疗后，对比外院 PET/CT，目前仍有代谢活性的病灶主要位于腹腔及腹膜后淋巴结，小肠肠管可疑受侵、中轴骨代谢仍见不均匀增高，考虑仍有淋巴瘤累及，原胸膜及盆腔病灶基本消失。考虑患者疾病累及骨骼、肺及胸膜，且治疗效果欠佳，予更换 R-GDP 方案治疗 2 个疗程。第 7 个疗程予 R-CHOP-E 方案进行自体外周血造血干细胞动员及采集。又巩固 1 个疗程 R-GDP 方案化疗后准备行自体造血干细胞移植。移植前完善骨髓穿刺、流式细胞、染色体核型分析、病理检查，均未见异常。复查 PET/CT：淋巴瘤治疗后，目前有活性的病灶主要位于腹腔、腹膜后、骨、部分小肠，对比前片，肠系膜脂肪间隙病灶较前增多增大，代谢增高，累及肠管、腹膜后淋巴结部分较前缩小，摄取减低，中轴骨病变大致同前。

因 PET 提示腹部病变进展，故行 CT 引导下肠系膜肿物穿刺活检，病理：穿刺组织两条，未见淋巴结结构，纤维结缔组织间见灶状坏死及钙化、胆固醇裂隙，组织细胞增生，异物巨细胞反应。其间散在少量淋巴细胞，局部肉芽组织增生。未见明确异型细胞增生聚集。CD3（少量+），PAX-5（-），CD20（+），CD163（多量+），Ki-67（10%+）。行腹腔镜探查：腹膜肿物活检、大网膜淋巴结活检、肠系膜淋巴结活检术。病理诊断：（腹膜黄白色片状区）送检组织为脂肪及纤维素渗出，未见细胞。（大网膜粘连区）脂肪结缔组织坏死，肉芽组织形成，未见肿瘤。（腹膜大结节）送检组织为坏死、肉芽组织，胆固醇结晶及钙化，残存细胞结节内细胞变性严重，偶见单个有核仁的大细胞，未见核分裂象，并有泡沫细胞形成。免疫组化结果：（腹膜黄白色片状区）CD20（-），PAX-5（-）；（大网膜粘连区）CD20（-），PAX-5（-）；（腹膜大结节）CD20（-），PAX-5（-），Bcl-6（-），CD19（-），CD23（-），FOXP1（±），GCET1（-），Ki-67（个别散在+），Mum-1（-）。病理无 B 细胞淋巴瘤的依据。此例可以评估为 CR。取得病理结果后，患者行自体造血干细胞移植，过程顺利。移植后患者定期随访中，处于疾病完全缓解状态。

三、诊疗体会

DLBCL 是一组异质性较强的疾病，但是在同一患者中肿瘤的生物学行为应该相似。但本患者在治疗过程中，影像学反映出部分病变在缩小消失，部分病变似呈进展状态，最终病理证实，所谓"进展"的病变部位并未见到肿瘤细胞，引发我们对于中期 PET-CT 检查在 DLBCL 患者中价值的思考。查阅文献发现，不同研究所持观点不同。在 2012 年报道的文献中，DLBCL 患者在治疗 2～4 个周期后进行 PET-CT 的评估，33%～43%的阳性率，PFS 及 OS 较阴性者差，存在统计学差异，提出了中期 PET-CT 检查的必要性。但后续 MSKCC 临床研究提示中期 PET-CT 检查的假阳性率过高，38 例 PET-CT 提示阳性的患者，仅 5 例经病理证实确存在肿瘤细胞，其中 3 例随访疾病无进展。说明仅通过中期 PET-CT 检查预测生存期并不可靠，需对其阳性结果进行细致分析。通过中期 PET-CT 检查结合活检的结果预测生存期发现，PET-CT 阳性/活检阳性患者与 PET-CT 阳性/活检阴性和 PET-CT 阴性患者生存期存在差异。提出活检证实 PET-CT 阳性病灶的必要性。然而在治疗上未能有较好的解决方案，根据中期 PET-CT 检查结果调整后续治疗，也未能使 OS 获益。所以需正确分析认识中期 PET-CT 阳性结果，进一步探讨最优诊疗策略。但终期 PET-CT 检查对 PFS 和 OS 有良好的预测性。

本例患者中期 PET-CT 检查呈阳性结果，集中在腹部病变，其他部位病变有消失缩小倾向，曾考虑：①疾病进展，但是全身病变进展与缓解的不一致性不易解释；②第二肿瘤。患者接受化疗时间尚短，继发第二肿瘤多为化疗药物长时间蓄积后导致。③继发感染。患者无发热、腹痛等临床症状，无腹部压痛、肌紧张、反跳痛等体征，炎症指标均不高，故考虑可能性不大。也曾考虑是否有继发结核的可能，但本患者无结核杆菌感染中毒症状。④瘢痕修复。最终病理证实无肿瘤细胞，故不考虑疾病进展、第二肿瘤、感染、结核等情况。考虑机体组织修复，而肠道脂肪组织较多，故代谢性摄取增高。

四、专家点评

PET-CT 检查现已广泛应用于淋巴瘤患者，作为临床分期的重要依据之一，也用于疗效评估。中期 PET-CT 在 HL 中对预后的预测性价值已得到肯定，NCCN 指南推荐中期 PET-CT 作为 HL 诊疗常规。中期 PET-CT 在 DLBCL 中的应用也越来越多，期望通过中期 PET-CT 评估筛选出预后不良患者，通过调整治疗方案以改善这部分患者预后，但是，正确解读结果极为重要，PET-CT 存在假阳性的可能，当 PET-CT 与临床表现不符时，应当进行病理活检确认。

作者：包芳
点评者：王景文

参 考 文 献

Cox MC，Ambrogi V，Lanni V，et al. 2012. Use of interim [18F] fluorodeoxyglucose-positron emission tomography is not justified in diffuse large B-cell lymphoma during first-line immunochemotherapy. Leuk Lymphoma，53（2）：263-269.

Haioun C，Itti E，Rahmouni A，et al. 2005. [18F] fluoro-2-deoxy-D-glucose positron emission tomography（FDG-PET）in aggressive lymphoma：an early prognostic tool for predicting patient outcome. Blood，106（4）：1376-1381.

Mikhaeel NG，Hutchings M，Fields PA，et al. 2005. FDG-PET after two to three cycles of chemotherapy predicts progression-free and overall survival in high-grade non-Hodgkin lymphoma. Ann Oncol，16（9）：1514-1523.

Moskowitz CH，Schoder H，Teruya Feldstein J，et al. 2010. Risk-adapted dose-dense immunochemotherapy determined by interim FDG-PET in Advanced-stage diffuse large B-Cell lymphoma. J Clin Oncol，28（11）：1896-1903.

Safar V，Dupuis J，Itti E，et al. 2012. Interim ［^{18}F］fluorodeoxyglucose positron emission tomography scan in diffuse large B-cell lymphoma treated with anthracycline-based chemotherapy plus rituximab. J Clin Oncol，30（2）：184-190.

Spaepen K，Stroobants S，Dupont P，et al. 2002. Early restaging positron emission tomography with ^{18}F-fluorodeoxyglucose predicts outcome in patients with aggressive non-Hodgkin's lymphoma. Ann Oncol，13（9）：1356-1363.

Yang DH，Min JJ，Song HC，et al. 2011. Prognostic significance of interim ^{18}F-FDG PET/CT after three or four cycles of R-CHOP chemotherapy in the treatment of diffuse large B-cell lymphoma. Eur J Cancer，47（9）：1312-1318.

Zinzani PL，Gandolfi L，Broccoli A，et al. 2011. Midtreatment ^{18}F-fluorodeoxyglucose positron-emission tomography in aggressive non-Hodgkin lymphoma. Cancer，117（5）：1010-1018.

3.5 潜伏在中枢神经系统的隐形杀手

Ph$^+$急性 B 淋巴细胞白血病移植后 PTLD 累及中枢神经系统

一、病例介绍

患者男性，27 岁。患者 2016 年 7 月出现体温升高，最高 39℃，伴关节疼痛，就诊于外院，查血常规：WBC 215.52×10^9/L，Hb 110g/L，PLT 188×10^9/L，外周血可见大量幼稚细胞。遂就诊于笔者所在医院，完善骨髓形态学检查提示急性淋巴细胞白血病，淋系占 93%，原幼淋占 88%。骨髓流式细胞检查：骨髓中见 80.61%异常早期 B 细胞，表达 CD19、CD10，部分表达 cTDT，考虑急性 B 淋巴细胞白血病（pre-B-ALL）。白血病基因分型：BCR/ABL P190 融合基因 98%；WT1 0.17%；未检测 NPM1、FLT3-ITD、FLT3-835D 等突变。染色体：可见克隆性异常 t（9；22）（q34；q11）del6（p22）。既往史：反复腹泻 10 年，肠镜提示直肠息肉；痔疮。对青霉素及头孢过敏。诊断：急性 B 淋巴细胞白血病（Ph$^+$）、直肠息肉、痔疮。

二、临床诊治经过

患者确诊后予 VDLP 联合伊马替尼诱导缓解，但因伊马替尼过敏停药，缓解后经 2 个疗程巩固治疗后行半相合异基因造血干细胞移植，供体来源于父亲，供受者均为 CMV 抗体阴性、EBV 抗体阳性。移植前 BCR/ABL 基因定量为 0.0328%。移植前行腰穿检查未见肿瘤细胞浸润。移植预处理方案为 TBI/Cy，GVHD 预防方案为 ATG+CsA+MMF+短程 MTX。移植后+d12 中性粒细胞植入，d14 血小板植入。移植后常规监测 CMV-DNA、EBV-DNA，1 次/周，均显示阴性。d45 出现 CMV-DNA 7.31×10^3/ml，予膦甲酸钠抗病毒，丙种球蛋白辅助抗病毒治疗，治疗 1 个月后，CMV-DNA 转阴。d67 EBV-DNA 5.01×10^2/ml，抗病毒治疗效果不佳，EBV-DNA 持续阳性，但均小于 10^3/ml。

d90 出现高热，体温最高 39.6℃，查体：双肺未见明显异常，全身浅表淋巴结未及肿大，肝脾不大。血常规：WBC 3.91×10^9/L，NEUT 1.55×10^9/L，Hb 84g/L，PLT 31×10^9/L。予泰能（注射用亚胺培南西司他丁钠）、斯沃（利奈唑胺）联合科赛斯（注射用醋酸卡泊芬净）抗感染，体温未见明显下降。d95，患者突然出现四肢抽搐，意识丧失，约 1 分钟后自行缓解。头颅 CT 未见明显异常。血常规：WBC 5.16×10^9/L，NEUT 2.58×10^9/L，Hb 73g/L，PLT 14×10^9/L。EBV-DNA 4.28×10^4/ml。免疫球蛋白七项：IgG 17.1g/L，IgM 8.36g/L，免疫固定电泳 IgG 双克隆区带，IgM 单克隆区带，轻链κ双克隆区带，轻链λ双克隆区带。外周血破碎红细胞检查阴性。胆红素、LDH 正常。骨髓免疫分型可见 4.05%异常 B 细胞，CD19（+）、CD38bright（+）、CD138（+），不表达 CD20、CD34、CD117。EBV 持续阳性，外周浅表淋巴结未见肿大，肝脾未见肿大。结合以上化验，考虑患者为移植后淋巴增殖性疾病（post-transplant lymphoproliferative disease，PTLD）累及神经系统可能性大。因患者血小板极度低下，未行腰椎穿刺等检查。治疗上予减停环孢素，外周输注利妥昔单抗 375mg/m²，1 次/周，共 4 周。患者意识障碍加重，并出现嗜睡、昏迷，II 型呼吸衰竭，予气管插管，呼吸机辅助通气等支持治疗。d107、d115输注 EBV 特异性 CTL。但患者意识无好转，d114 输注 3 袋血小板后行腰椎穿刺术，并鞘内注射利妥昔单抗 30mg。脑脊液化验：无色透明，细胞总数 24 个，白细胞数 2 个，蛋白 266g/L，EBV-DNA 1.43×10^6/ml，G 试验、GM 试验阴性，CSF 流式细胞学检查可见 48.99%异常 B 细胞，表达 CD19、CD38bright，不表达 CD34、CD10、CD20。d119 再次输注血小板后再次行腰椎穿刺术，化验较前相似，鞘内注射利妥昔单抗，甲氨蝶呤 12.5mg，地塞米松 5mg。d124 患者死于多器官功能衰竭。

三、诊疗体会

近年来，因移植患者数量的增加和存活时间延长，PTLD 的发生逐渐受到重视。实体器官移植 PTLD 发生率为 1%～16%，造血干细胞移植发生率为 3.2%。在实体器官移植中 PTLD 累及中枢神经系统（PTLD-CNS）比例为 10%～15%，造血干细胞移植累及中枢神经系统比例不详。PTLD-CNS 预后极差。

PTLD-CNS 临床表现为发热、乏力、倦怠、体重下降等非特异性改变，并出现淋巴结肿大，扁桃体或肝脾大，CNS 主要表现为颅内占位性病变引起的头晕、头痛、癫痫、意识障碍及颅内压增高等。本例患者以高热为首发症状，并出现抽搐、昏迷，符合 PTLD-CNS 的临床症状。本例患者 EBV-DNA 持续升高，外周血出现单克隆免疫球蛋白，骨髓、脑脊液流式细胞学检查可见克隆性浆细胞，故PTLD-CNS 诊断成立。需要注意的是，该患者未出现外周淋巴结肿大、肝脾大，考虑 PTLD 的发病部位仅在 CNS。

PTLD 治疗主要目的是恢复 T 细胞功能，抑制 B 细胞增殖，主要措施包括减停免疫抑制剂、利妥昔单抗、化疗、细胞治疗（DLI 和 EBV 特异性 CTL 等）。我们在治疗过程中首先减停环孢素，应用利妥昔单抗，考虑利妥昔单抗分子量大，难以通过血脑屏障，腰穿后鞘内注射利妥昔单抗。利妥昔单抗治疗 PTLD 有效率可达 70%，治疗失败的原因考虑为本例患者骨髓、脑脊液为单克隆异常 B 细胞增生，但不表达 CD20，对利妥昔单抗效果不佳。考虑到移植后仅 100 天，DLI 治疗可能带来致命性 GVHD，未行 DLI 治疗，而是输注了 EBV 特异性 CTL，EBV-CTL 起效时间较长，EBV-CTL 经静脉注射后进入血脑屏障需要 1～2 周，本患者共输注 2 次 EBV-CTL，第 1 次输注距死亡仅 2 周，考虑可能还未起效。

总之，PTLD-CNS 预后极差，对于表达 CD20 的 PTLD，应用利妥昔单抗可能有效，对于不表达 CD20 的 PTLD，需要寻找新的治疗方法。

四、专家点评

造血干细胞移植后发生累及中枢神经系统的 PTLD 较少见。本病例诊断难点在于患者无 PTLD 典型的临床症状、体征和实验室检查，仅表现为持续 EBV-DNA 阳性，很难在没有足够检查依据时确定 PTLD 的诊断。本病例难能可贵的一点是最终完善了脑脊液相关检查，从中检测出 EBV-DNA 及大量异常 B 细胞，给诊断提供了强有力的依据。移植后持续 EBV 血症情况下，突发中枢神经系统症状，需考虑本病可能性，应尽量完善脑脊液相关检查，为诊断、治疗创造条件。

本患者在治疗方面采取了多种措施，包括减停免疫抑制剂，输注 EBV 特异性CTL，还尝试了鞘内注射利妥昔单抗，均未能起效。若能提高对本病的识别能力，在患者持续 EBV 血症早期，考虑抗病毒治疗效果欠佳时，及早使用 EBV 特异性CTL，及早清除体内 EBV，有可能避免 PTLD 的发生。

作者：李其辉

点评者：王景文

参 考 文 献

Evens A，Rupali R，Sterrenberg D，et al. 2010. Post-transplantationlymphoproliferative disorders：diagnosis，prognosisand current approaches to therapy. Curr Oncol Rep，12：383-394.

Heslop HE，Slobod KS，Pule MA，et al. 2010. Long-term outcome of EBV-specific T-cell infusions to prevent or treat EBV-related lymphoproliferative disease in transplant recipients. Blood，115（5）：925-935.

Kempf C，Tinguely M，Rushing EJ. 2013. Post-transplant lymphoproliferative disorder of the central nervous system. Pathobiology，80（6）：310-318.

San-Juan R，Comoli P，Caillard S，et al. 2014. Epstein-Barrvirus-related post-transplant lymphoproliferative disorder insolid organ transplant recipients. Clin Microbiol Infect，20（Suppl 7）：109-118.

Styczyński J，Gil L，Kyrcz-Krzemień S，et al. 2012. Strategy of management in Epstein-Barr virus infections in hematology，oncology and transplantology. Guidelines of Polish Federation of Bone Marrow Transplant Centers. ActaHaematologicaPol，43（1）：48-53.

Wróblewska M，Gil LA，Komarnicki MA. 2015. Successful treatment of Epstein-Barrvirus-related post-transplant lymphoproliferative disease with central nervous involvement following allogeneic haematopoietic stem cell transplantation-a case study. Cent Eur J Immunol，40（1）：122-125.

3.6 小探针，大作用

1例"双打击淋巴瘤"诊疗体会

一、病例介绍

患者女性，57岁。2015年6月起出现咽痛、咽部异物感，进行性加重伴吞咽困难，近期体重下降6kg，无发热、盗汗等。2015年6月23日外院行颈部MRI示口咽周围软组织增厚，边界欠清晰，左侧扁桃体饱满。2015年6月29日于笔者所在医院行左侧扁桃体肿物活检，病理示黏膜组织内可见大而异型的淋巴细胞弥漫性浸润生长，结合免疫组化诊断为弥漫大B细胞淋巴瘤（活化B细胞来源），免疫组化：CD20（+），CD79a（+），CD10（-），Bcl-6（弱+），Mum-1（+），CD3（部分+），CD5（-），CK（-），Bcl-2（+），Ki-67（约90%），CD15（-），CD30（-），EMA（-），ALK（-），cyclin D1（-），EBER（-）。2015年7月2日病理组织FISH检测示肿瘤细胞见Bcl-6及C-MYC基因断裂及拷贝数增加（3~4个拷贝）。2015年7月2日PET/CT示左侧扁桃腺增大，$SUV_{max}21.9$；双侧附件区放射性摄取增高的软组织影，大者约4.1cm×3.1cm，$SUV_{max}13.9$；腔静脉旁、左髂血管旁多发放射性摄取增高的淋巴结，大者约2.1cm×1.4cm，$SUV_{max}4.9$；骶骨及右侧髂骨局部放射性摄取增高，$SUV_{max}17.6$。骨髓MICM未见异常，脑脊液常规、生化及流式细胞学检查正常，LDH 139U/L。

二、临床诊治经过

结合上述检查结果，诊断为"非霍奇金淋巴瘤ⅣB期，弥漫大B细胞淋巴瘤（活化B细胞来源，双打击淋巴瘤），累及左侧扁桃体、腹膜后淋巴结、双侧附件、骶骨及右侧髂骨，IPI评分2分（Ⅳ期、结外累及）"。自2015年7月3日起，先后行4个周期R-EPOCH方案（利妥昔单抗600mg d0，盐酸吡柔比星14mg d1~d4，长春地辛1mg d1~d4，依托泊苷70mg d1~d4，坏磷酰胺1.2g d5，地塞米松15mg d1~d5），并予4次腰穿+鞘内注射治疗（阿糖胞苷0.05g+地塞米松5mg）。4次化疗后PET/CT未见体部淋巴瘤残留征象，疗效评估CR。患者因经济原因不同意进一步行自体造血干细胞移植，故完成6个周期R-EPOCH方案化疗，至2015年11月随访至今，疗效评估仍为CR。

三、诊疗体会

双打击淋巴瘤是一组高度侵袭性的 B 细胞恶性肿瘤，存在 MYC 与 Bcl-2 和/或 Bcl-6 的细胞遗传学重排。而双表达淋巴瘤是 MYC/Bcl-2 蛋白共同表达的淋巴瘤。在弥漫大 B 细胞淋巴瘤中，双打击淋巴瘤占 5%～10%，而双表达淋巴瘤占 30%～40%。肿瘤组织同时存在 MYC、Bcl-2 及 Bcl-6 基因断裂，则定义为三重打击淋巴瘤。双打击淋巴瘤具有以下临床特点：中位发病年龄 60 岁（19～87 岁），男女比例 2∶1，在双打击淋巴瘤中，20%由惰性淋巴瘤组织学转化。肿瘤多为生发中心来源，占 87%，且合并 Bcl-2 易位多见，中位 Ki-67 为 80%左右。多表现为高肿瘤负荷，但不特异，Ⅲ～Ⅳ期患者高达 81%，合并血 LDH 升高、B 症状及骨髓累及。双打击淋巴瘤易累及中枢神经系统，病初中枢神经系统累及率为 4%～7%，且发生率逐年递增，3 年累积发生率为 13%。该类肿瘤表现出高度侵袭性，化疗难治性，与其他弥漫大 B 细胞淋巴瘤及双表达淋巴瘤相比，患者的生存期短，预后差。Petrich AM 等发现外周血白细胞>$10×10^9$/L、LDH≥3 倍正常上限、Ⅲ/Ⅳ期及中枢神经系统累及，为双打击淋巴瘤的不良预后因素。

该患者发病年龄 57 岁，分期ⅣB 期，Ki-67 约 90%，均与双打击淋巴瘤的一般特征相符，但该患者肿瘤细胞来源于非生发中心，且 FISH 检测提示在 C-MYC 染色体易位的基础上，合并 Bcl-6 易位，与较常见的 C-MYC/Bcl-2 型双打击淋巴瘤特征有一定差异。Landsburg DJ 等对 92 例双打击淋巴瘤患者进行分析发现，与携带 Bcl-2 易位的双打击淋巴瘤相比，携带 Bcl-6 的患者具有以下特点：肿瘤细胞来源于非生发中心（44%）的比例高、易累及结外器官（87%）且完全缓解率相对较高（75%）。但是该类患者达到第一次完全缓解后的中位总生存期仅为 14.5 个月，明显短于 C-MYC/Bcl-2 型双打击 DLBCL 的患者。

目前对于双打击淋巴瘤的一线治疗方案尚无定论。来自 MD Anderson 肿瘤中心的研究结果显示，双打击淋巴瘤患者中应用传统的 R-CHOP 方案化疗，患者的完全缓解率为 40%，2 年无进展生存期及总生存期分别为 25%和 41%。Howlett C 等对 394 例应用 R-CHOP、R-EPOCH、R-Hyper-CVAD/R-MC、R-CODOX-M/R- IVAC（DI）方案化疗患者的生存期进行了 Meta 分析，结果显示应用 R-CHOP、R-EPOCH 及 DI 化疗组患者的中位无进展生存期分别为 12.1、22.2 及 18.9 个月，与应用 R-CHOP 方案相比，一线治疗选用 R-EPOCH 方案明显降低了疾病进展风险，但是在总生存期方面，R-EPOCH 方案并未显示出明显的优势。双打击淋巴瘤中枢累及发生率高，有文献显示，预防性鞘内注射可将 3 年中枢神经系统复发率降至 5%。基于以上研究结果，选择 R-EPOCH 方案为该患者进行治疗，并先后予 4 次预防性腰穿+鞘内注射治疗，4 个周期化疗后 PET/CT 疗效评价完全缓解，治疗有效，随访至今无复发。

对于双打击淋巴瘤患者是否应将自体造血干细胞移植作为巩固治疗方案，目前仍存在争议。Oki Y 及 Petrich AM 等分别对 129 例及 311 例双打击淋巴瘤患者进行预后分析，结果发现在完全缓解的患者中进行自体造血干细胞移植治疗，并不能明显改善患者的无进展生存期及总生存期。但 2017 版 NCCN 指南中指出，尽管自体造血干细胞移植在双打击淋巴瘤的巩固治疗中地位尚不明确，在某些中心，仍将自体造血干细胞移植作为双打击淋巴瘤患者的巩固治疗方案。本例患者因经济原因，在 4 个周期化疗疾病完全缓解后，不同意进行造血干细胞移植，故完成 6 个周期 R-EPOCH 方案化疗，定期随访观察。

四、专家点评

双打击淋巴瘤为一类高度侵袭性的 B 细胞淋巴瘤，有 C-myc、Bcl-2 和/或 Bcl-6 细胞遗传学重排，肿瘤细胞多为生发中心来源，生存期短，预后差。本例患者为非生发中心来源，在 C-myc 重排基础上，合并 Bcl-6 重排，该类患者治疗反应相对较好，化疗后完全缓解率高，但该类患者达到第一次完全缓解后，中位生存期相对较短，还需进一步随访观察。

双打击淋巴瘤治疗方面，目前研究结果显示，应用传统的 R-CHOP 方案化疗效果较差，推荐应用 R-EPOCH 等方案治疗。自体造血干细胞移植能否作为强化巩固方案尚不明确，其疗效还需进行长期随访来评价。双打击淋巴瘤中枢累及发生率高，治疗过程中推荐进行中枢预防，以降低中枢神经系统复发率。

作者：张乐
点评者：周道斌

参 考 文 献

Cheah YC，Oki Y，Westin JR，et al. 2015. A clinician's guide to double hit lymphomas. Br J Haematol，168（6）：784-795.

Howlett C，Snedecor SJ，Landsburg DJ，et al. 2015. Front-line, dose-escalated immunochemotherapy is associated with a significant progression-free survival advantage in patients with double-hit lymphomas：a systematic review and meta-analysis. Br J Haematol，170（4）：504-514.

Landsburg DJ，Petrich AM，Abramson JS，et al. 2016. Impact of oncogene rearrangement patterns on outcomes in patients with double-hit non-hodgkin lymphoma. Cancer，122（4）：559-564.

Oki Y，Noorani M，Lin P，et al. 2014. Double hit lymphoma：the MD Anderson Cancer Center clinical experience. Br J Haematol，166（6）：891-901.

Petrich AM，Gandhi M，Jovanovic B，et al. 2014. Impact of induction regimen and stem cell transplantation on outcomes in double-hit lymphoma：a multicenter retrospective analysis. Blood，124：2354-2361.

缩 略 词 表

ACL	抗心磷脂抗体	anticardiolipin antibody
AG	阴离子间隙	anion gap
AIH	自身免疫性肝炎	autoimmune hepatitis
AIP	急性间歇性卟啉病	acute intermittent porphyria
AITL	血管免疫母细胞 T 细胞淋巴瘤	angioimmunoblastic T-cell lymphoma
Alb	白蛋白	albumin
ALL	急性淋巴细胞白血病	acute lymphoblastic leukemia
allo-HSCT	异基因造血干细胞移植	allogeneic hematopoietic stem cell transplantation
ALP	碱性磷酸酶	alkaline phosphatase
ALT	丙氨酸氨基转移酶	alanine aminotransferase
ANA	抗核抗体	antinuclear antibody
ANCA	抗中性粒细胞胞浆抗体	anti-neutrophil cytoplasmic antibody
APC-R	活化蛋白 C 抵抗	activated protein C resistance
APS	抗磷脂综合征	antiphospholipid syndrome
APTT	活化部分凝血活酶时间	activated partial thromboplastin time
AST	天冬氨酸氨基转移酶	aspartic aminotransferase
AT-III	抗凝血酶 III	antithrombin III
BLD	尿隐血	urine occult blood
BO	闭塞性细支气管炎	bronchiolitis obliterans
BPDCN	母细胞性浆细胞样树突细胞肿瘤	blastic plasmacytoid dendritic cell neoplasm
BUN	尿素氮	urea nitrogen
CEA	癌胚抗原	carcinoembryonic antigen
CLL	慢性淋巴细胞白血病	chronic lymphocytic leukemia
CRE	肌酐	creatinine
CRP	C-反应蛋白	C-reactive protein
CTPA	螺旋 CT 肺动脉造影	computed tomographic pulmonary angiography
CTV	CT 静脉造影术	computed tomograhy venography
CVVH	持续静脉血滤	continuous veno-venous hemofiltration
Cyfra211	细胞角蛋白 19 片段	cytokeratin-19-fragment
DIC	弥散性血管内凝血	disseminated intravascular coagulation

DLBCL	弥漫大 B 细胞淋巴瘤	diffuse large B-cell lymphoma
ENKTL	结外鼻型 NK/T 细胞淋巴瘤	extranodal NK/T-cell lymphoma
EPO	红细胞生成素	erythropoietin
EPP	红细胞生成性原卟啉病	erythropoietic protoporphyria
ESR	血沉	erythrocyte sedimentation rate
Fbg	纤维蛋白原	fibrinogen
Fer	铁蛋白	ferritin
FIB	纤维蛋白原	fibrinogen
FL	滤泡淋巴瘤	follicular lymphoma
FLEAR	荧光染料	fluorescent aerolysin
GCB	生发中心来源	germinal center B-cell
GGT	γ-谷氨酰转移酶	gamma-glutamyltransferase
Glu	葡萄糖	glucose
GPI	糖基磷脂酰肌醇	glycophosphatidyl-inositol
Hb	血红蛋白	hemoglobin
HCY	同型半胱氨酸	homocysteine
HITT	肝素诱导血小板减少症	heparin-induced thrombocytopenia
HIV	人类免疫缺陷病毒	human immunodeficiency virus
HPV	人类细小病毒（HPV）	human parvovirus
IDA	缺铁性贫血	iron-deficiency anemia
Ig	免疫球蛋白	immunoglobulin
IPI	国际预后指数	international prognostic index
IVIG	静脉注射用免疫球蛋白	intravenous immunogloblin
LA	狼疮抗凝物	lupus anticoagulant
LA	乳酸酸中毒	lactic acidosis
Lac	乳酸	lactic acid
LCH	朗格汉斯细胞组织细胞增生症	Langerhans cell histiocytosis
LDH	乳酸脱氢酶	lactate dehydrogenase
LGLL	大颗粒淋巴细胞白血病	large granular lymphocytic leukemia
LMWH	低分子肝素	low molecular weight heparin
LPL	淋巴浆细胞淋巴瘤	lymphoplasmacytic lymphoma
LYM	淋巴细胞	lymphocyte
MALT	黏膜相关淋巴组织	mucosal-associated lymphoid tissue
MBP	髓鞘碱性蛋白	myelin basic protein
MCH	平均红细胞血红蛋白量	mean corpuscular hemoglobin
MCHC	平均红细胞血红蛋白浓度	mean corpuscular hemoglobin concentration

MCV	平均血红蛋白体积	mean corpuscular volume
MF	蕈样霉菌病	mycosis fungoides
MODS	多器官功能障碍综合征	multiple organ dysfunction syndrome
MPAL	混合表型急性白血病	mixed phenotype acute leukemia
MPN	骨髓增殖性肿瘤	myeloproliferative neoplasms
MZL	边缘区淋巴瘤	marginal zone lymphoma
NEUT	中性粒细胞	neutrophil granulocyte
NSE	神经特异性烯醇酶	neuron-specific enolase
PAMS	副肿瘤性自身免疫多器官综合征	paraneoplastic autoimmune multiorgan syndrome
PBC	原发性胆汁性肝硬化	primary biliary cirrhosis
PBL	浆母细胞淋巴瘤	plasmablast cell lymphoma
PC	蛋白 C	protein C
PCD	浆细胞分化	plasmacytic differentiation
PCNSL	原发中枢神经系统淋巴瘤	primary central nervous system lymphoma
PCT	迟发型皮肤卟啉病	porphyria cutanea tarda
PLT	血小板	platelet
PNH	阵发性睡眠性血红蛋白尿	paroxysmal nocturnal hemoglobinuria
PNP	副肿瘤天疱疮	paraneoplastic pemphigus
pPCL	原发性浆细胞白血病	primary plasma cell leukemia
PR3	蛋白酶 3	proteinase 3
PRCA	纯红再生障碍性贫血	pure red cell aplasia
PRO	尿蛋白	protein
PS	蛋白 S	protein S
PSC	原发性硬化性胆管炎	primary sclerosing cholangitis
pSPTCL	原发性皮肤外周 T 细胞淋巴瘤	primary skin peripheral T cell lymphoma
PT	凝血酶原时间	prothrombin time
PTCL	外周 T 细胞淋巴瘤	peripheral T-cell lymphoma
PTLD	移植后淋巴增殖性疾病	post-transplant lymphoproliferative disease
RBC	红细胞	red blood cell
RDW	红细胞分布宽度	red cell distribution width
RET	网织红细胞	reticulocyte
RM	横纹肌溶解症	rhabdomyolysis
SAA	重型再生障碍性贫血	severe aplastic anemia
SCr	血肌酐	serum creatinine
SFA	血清叶酸	serum folic acid
SLE	系统性红斑狼疮	systemic lupus erythematosus

SVT	脾静脉血栓	splanchnic vein thrombosis
T	睾酮	testosterone
TBil	总胆红素	total bilirubin
TFPI	组织因子途径抑制剂	tissue factor pathway inhibitor
TIBC	总铁结合力	total iron binding capacity
T-LGLLT	细胞大颗粒细胞白血病	T-large granular lymphocytic leukemia
TPO	促血小板生成素	thrombopoietin
TS	转铁蛋白饱和度	transferring saturation
TTP	血栓性血小板减少性紫癜	thrombotic thrombocytopenic purpura
u-PAR	尿激酶型纤溶酶原激活物受体	urokinase plasminogen activator receptor
URE	尿素	urea
VAS	视觉模拟评分法	visual analogue scale
VGPR	很好的部分缓解	very good partial response
VTE	静脉血栓	venous thromboembolism
WBC	白细胞	white blood cell
WISN	华法林致皮肤坏死	Warfarin-induced skin necrosis
WM	华氏巨球蛋白血症	Waldenstrom's macroglobulinemia